CONTRIBUTION A L'ÉTUDE

DE

LA SCLÉRODERMIE

AVEC

ARTHROPATHIES ET ATROPHIE OSSEUSE

PAR

A. LAGRANGE.

Docteur en médecine,
Interne et lauréat des hôpitaux de Paris,
Ancien interne de la Maternité,
Membre de la Société anatomique.

———

PARIS

ADRIEN DELAHAYE, LIBRAIRE - ÉDITEUR

PLACE DE L'ÉCOLE-DE-MÉDECINE.

—

1874

CONTRIBUTION A L'ÉTUDE

DE

LA SCLÉRODERMIE

AVEC

ARTHROPATHIES ET ATROPHIE OSSEUSE

CONTRIBUTION A L'ÉTUDE

DE

LA SCLÉRODERMIE

AVEC

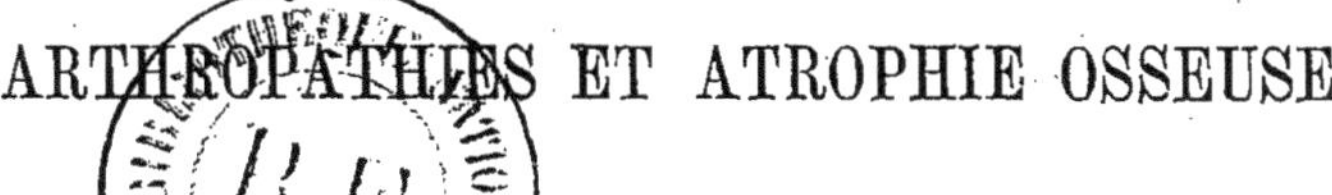

ARTHROPATHIES ET ATROPHIE OSSEUSE

PAR

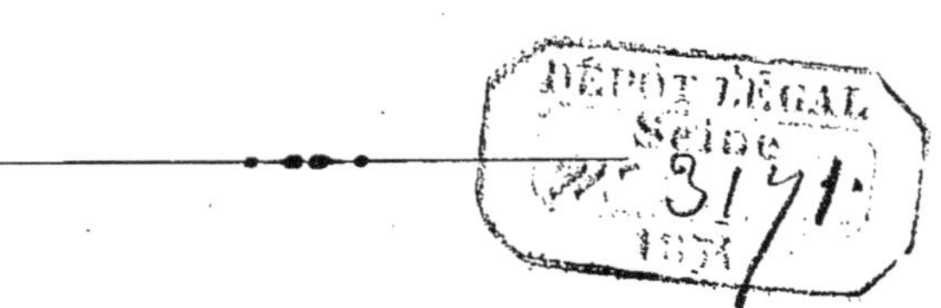

A. LAGRANGE,

Docteur en médecine,
Interne et lauréat des hôpitaux de Paris,
Ancien interne de la Maternité,
Membre de la Société anatomique.

PARIS

ADRIEN DELAHAYE, LIBRAIRE - ÉDITEUR

PLACE DE L'ÉCOLE-DE-MÉDECINE.

1874

CONTRIBUTION A L'ÉTUDE

DE

LA SCLÉRODERMIE

AVEC

ARTROPATHIES ET ATROPHIE OSSEUSE

AVANT-PROPOS.

Ayant eu l'occasion, alors que j'étais interne à l'hôpital de la Pitié, de voir une malade atteinte de sclérodermie, qui fut présentée par M. Marrotte à la Société médicale des hôpitaux, mon attention fut, à partir de ce moment, dirigée sur ce point ; cependant, je n'aurais pas songé à faire de cette étude le sujet de ma thèse inaugurale, s'il ne s'était présenté à l'hôpital Saint-Antoine, dans le courant de 1873, une autre malade atteinte de cette affection, et présentant un type sortant un peu du cadre général de la sclérodermie.

La mort rapide de cette malade est venue nous mettre à même de pouvoir étudier cette singulière affection, au point de vue anatomo-pathologique. Comme il existe très-peu d'autopsies de sclérodermiques, nous avons pensé que l'apport d'un nouveau fait de ce genre offrirait un certain intérêt, et contribuerait peut-être à débrouiller, par la suite, alors que de nouveaux cas seront venus s'ajouter à celui-ci, le chaos qui règne sur la pathogénie et la physiologie pathologique de cet état morbide.

HISTORIQUE.

Nous n'entreprendrons pas de faire l'histoire complète de la sclérodermie ; cette affection est suffisamment connue actuellement dans sa partie clinique, et nous ne pourrions que répéter la bibliographie présentée assez complètement dans les nombreux travaux qui ont paru sur ce sujet, depuis 1845, époque à laquelle Thirial attira le premier l'attention sur cette maladie, à laquelle il ne donna pas, toutefois, sa désignation actuelle. Ce n'est, en effet, que deux ans après, en 1847, qu'on commença à faire une part spéciale dans le cadre nosologique à cette affection, et nous voyons M. Horteloup, dès 1865, rapporter dans son excellente thèse, 27 observations de sclérodermie.

Il s'en est ajouté un certain nombre depuis, et M. Coliez, dans sa thèse (1873), a pu réunir 43 observations se rapportant à ce qu'on désigne sous ce nom.

Nous ne pouvons que renvoyer à ces deux travaux, dans lesquels on trouvera tous les renseignements désirables, et aux divers articles et mémoires qui ont paru dans les journaux.

On lira dans les *Archives de médecine*, 1868, la traduction d'un mémoire danois, dû au Dr Rasmussen. Ce mémoire, traduit dans *Edinburgh méd. journ.*, 1867, comporte assez de développements, et l'auteur y conclut, en disant, que l'éléphantiasis et la sclérodermie sont la même maladie.

La *Gazette hebdomadaire*, dans ses numéros du 20 et du 27 février 1863, renferme deux longs articles dus à la plume de M. Verneuil. Il s'agit d'une malade chez laquelle M. Mirault d'Angers fut obligé de pratiquer l'amputation de plusieurs doigts. Il en adressa un à M. Verneuil pour en faire l'examen anatomo-pathologique. Ce dernier auteur, après s'être livré à une étude très-sérieuse de la pièce que lui avait adressée son collègue d'Angers, put, en rapprochant la partie clinique de son examen anatomique, se faire une conviction et rapporter à l'arthritisme la maladie en question.

En 1861, dans les *Archives générales de médecine*, M. Lasègue résume l'état de la question à cette date, et rapporte quelques observations étrangères qu'il ajoute à celles déjà connues.

Nous pourrions citer bien d'autres travaux intéressants et importants, que nous avons eu à consulter mais ils sont indiqués, dans ces différents mémoires auxquels nous prions le lecteur de vouloir bien se reporter.

Nous ne terminerons pas, cependant, ce court aperçu sans mentionner dans l'histoire de cette maladie, les noms de Grisolle, Forget, de Strasbourg, qui donna à cette affection la désignation de chorionitis, ainsi que ceux de Gintrac, Rilliet et Barthez, Gillette, Arning, Förster, Auspitz, etc.

Mais, en 1871, un nouvel élément vint s'ajouter. Jusque-là, on n'avait guère signalé que les altérations portant sur la peau et le tissu cellulaire sous-cutané, les uns ayant voulu voir une augmentation de l'épaisseur du derme, une sclérose, d'autres, au contraire, une diminution. On avait aussi signalé les désordres articulaires, les ankyloses que certains considéraient comme uniquement dues à l'état de rétraction et de rigidité de la peau, tandis que M. Verneuil, dans l'examen du doigt qu'il put faire, vit dans les articulations des phalanges soumises à son observation, un état de fausse ankylose, qui fut pour lui la terminaison anatomique d'un rhumatisme chronique simple, vulgaire.

Ces deux éléments : altérations de la peau, et ankyloses tout au moins des petites articulations, étaient connus, mais on n'avait pas constaté, ou peut-être, plutôt décrit une atrophie des doigts portant sur un ou plusieurs d'entre eux, tant dans le sens de la longueur que dans celui de l'épaisseur, ce qui implique une atrophie osseuse, lorsque M. Ball, vint à la séance du 10 juin 1871 (Société de biologie), communiquer l'observation suivante :

OBSERVATION Ire.— Communiquée par M. le Dr Ball à la Société de Biologie (1).

La nommée Hirsch (Constance), marchande de lingerie, née à Toul, célibataire, âgée de 47 ans, est entrée à l'Hôtel-Dieu, salle Saint-Antoine, lit n· 30, le 17 mars 1871.

Père mort subitement; mère morte avec des accidents cérébraux; frères et sœurs bien portants.

Elle dit avoir joui d'une bonne santé pendant l'enfance; réglée à 12 ans, la menstruation a cessé à 44 ans; elle a eu un enfant à 30 ans; l'enfant est mort; vaginite à l'âge de 25 ans : elle ne paraît pas avoir eu d'affection syphilitique.

Phénomènes de dyspepsie à la suite de son accouchement, conditions hygiéniques favorables.

(1) Société de Biologie, 10 juin 1871, et Société médicale des hôpitaux, 11 août 1871.

A toutes les époques de sa vie la malade avait constaté que sous l'influence du froid, en plongeant les mains dans l'eau, la circulation s'engourdissait aux extrémités des doigts, qui devenaient bleus, froids, insensibles, et ne se réchauffaient que difficilement.

En 1853, elle *aurait eu les doigts gelés*, et à partir de cette époque, elle a été plus sensible que jamais à l'action du froid.

En 1860, elle eut un procès qui lui causa des émotions vives et pénibles.

L'hiver suivant (1860-61) l'extrémité du doigt annulaire de la main droite est devenue le siége d'une plaque jaunâtre, dure et insensible : il se formait une desquamation épidermique sans cesse répétée sur ce point ; en même temps douleurs rhumatoïdes dans les bras et les jambes. La plaque indurée est entrée en résolution au printemps de l'année suivante ; mais vers le mois de mai (1861), le doigt médius du même côté a été pris des mêmes accidents avec plus d'intensité. Des douleurs extrêmement vives se sont montrées sur les points envahis. Au bout de trois mois, le doigt est revenu à son état normal. L'hiver suivant les deux doigts se guérissaient ; mais au retour de la saison froide les mêmes accidents reparaissaient, et tous les doigts ont fini par être envahis.

Il y a quatre ou cinq ans, des phénomènes analogues se sont montrés du côté des membres inférieurs. Le troisième orteil du pied gauche a été frappé le premier. Elle est entrée à cette époque à l'hôpital Saint-Eloi, à Montpellier, dans le service de M. Bouisson. Elle ne peut fournir aucun renseignement sur le traitement auquel elle a été soumise. Sa santé a été améliorée. L'hiver suivant, retour des mêmes accidents à la main gauche, avec intensité plus grande de la maladie ; c'est vers cette époque que des déformations permanentes ont commencé à se manifester. Auparavant les doigts revenaient à leur état normal après la cessation des phénomènes aigus.

Au mois de mai 1870, elle est entrée à l'hôpital israélite, dans le service de M. Worms ; elle y est restée trois mois et a été traitée pour un rhumatisme articulaire.

Au mois de septembre, elle est entrée à Saint-Louis, dans le service de M. Guibout ; les mains ont été moulées et sont restées au musée de Saint-Louis.

Vers la fin d'octobre, elle est entrée dans le service de M. Lailler, où elle est restée trois mois : elle a été traitée par les bains sulfureux avec une certaine amélioration.

Au moment de son entrée à l'hôtel-Dieu, dans le service de M. Béhier, pour des accidents thoraciques, on avait diagnostiqué des tubercules pulmonnaires.

Le traitement a été dirigé dans ce sens :

Etat actuel.— 12 mai 71.— La malade est une femme de petite taille et d'apparence un peu chétive; elle dit avoir beaucoup maigri dans ces derniers temps; yeux bleus, cheveux bruns, grisonnants.

Il existe une diminution considérable des forces, accusée par la malade elle-même. Elle dit avoir beaucoup souffert pendant le siége, surtout du froid , à l'influence duquel elle a toujours été extrêmement sensible.

La poitrine est d'une conformation régulière , les omoplates ne sont pas saillantes.

Ni toux, ni expectoration en ce moment. Jamais d'hémoptypsie. A la percussion, légère matité comparative avec résistance aux doigts dans les fosses sus et sous-épineuses droites, ainsi que sous la clavicule du même côté. Respiration faible sous la clavicule droite, mais sans offrir d'autre phénomène anormal ; pas de retentissement de la voix. Respiration un peu rude à la base gauche, sans phénomène anormal.

Rien à noter du côté du cœur. — Pouls lent, régulier, 70 pulsations par minute ; la malade a des battements quand elle monte un escalier. Les artères radiales sont souples et n'offrent point de flexuosités. Il n'y a aucun souffle dans les vaisseaux du cou.

Etat actuel des extrémités supérieures. — La maladie siége exclusivement aux phalanges : la troisième est la plus compromise, la deuxième est à peine touchée. Les extrémités des doigts sont blanches et froides, leur teinte a été jaunâtre, au dire de la malade. Aujourd'hui, l'extrémité terminale des doigts ressemble à de la cire blanche, tandis qu'à la partie située immédiatement au-dessous et qui correspond à la deuxième phalange de chaque doigt, la teinte est jaunâtre et ressemble à de la cire vieillie. Le bout des doigts est crochu, renversé dans le sens de la flexion : toutefois, cette disposition est plus prononcée à l'index et à l'annulaire de chaque main qu'aux autres doigts. Les pouces ont moins souffert que les autres doigts, et ils conservent la liberté de leurs mouvements d'extension et de flexion.

L'extrémité terminale du médius , surtout du côté gauche, est comme atrophiée, et le doigt se termine en pointe conique. Les doigts ont subi, du reste, une atrophie qui porte sur chacun d'entre eux, tant dans le sens de la longueur, que dans celui de l'épaisseur, mais cette atrophie est plus prononcée aux extrémités, ce qui leur donne une apparence effilée, et le médius de chaque main est beaucoup plus atrophié que les autres. Les ongles des quatre doigts sont considérablement déformés, bossués, uniformes ; les ongles des pouces ont conservé leur conformation normale. Toutes ces lésions sont parfaitement symétriques : les deux pouces se ressemblent, ainsi que les deux index, les deux médius, etc.

Sur divers points, on rencontre les traces de diverses ulcérations qui se développent de temps en temps, lorsqu'un des doigts entre dans une période de souffrance ; le doigt alors rougit, se tuméfie et s'ulcère sur quelques points : à ce moment, on croirait avoir affaire à un *panaris* ; puis au bout de quelques jours, les phénomènes aigus se calment et la maladie reprend sa marche chronique.

Ankylose complète aux quatre doigts des deux mains, de la troisième phalange sur la deuxième dans la flexion: demi-ankylose de la deuxième sur la première dans l'extension.

Les extrémités des doigts sont très-froides ; au niveau des poignets, le membre reprend sa température normale.

La peau est dure et raide au contact. La sensibilité est un peu diminuée aux extrémités digitales ; mais elle est bien loin d'être abolie.

Les mouvements des articulations métacarpo-phalangiennes sont parfaitement conservés. Les mouvements du pouce sont normaux.

Pendant les crises aiguës, la malade éprouve de très-vives douleurs, qu'elle compare aux douleurs d'une brûlure, avec élancements. Quand les phénomènes sont rentrés dans la période chronique, la malade éprouve une sensation de malaise et de gêne avec des fourmillements pénibles, mais sans douleur aiguë.

D'une manière générale, la malade se plaint d'une sensation de froid, et cela surtout aux extrémités malades ; elle est d'ailleurs très-sensible à tous les changements de température.

Aux extrémités inférieures les accidents sont infiniment moins prononcés. Il y a six ou sept ans, quelques ulcérations se sont manifestées au pied gauche. Il y a deux ans, une ulcération plus considérable s'est développée au gros orteil du pied droit. Cet orteil est resté un peu rouge et douloureux. Quelques ulcérations de peu d'importance se sont montrées aux talons et aux jambes. Jamais cependant les orteils ne sont devenus jaunes et durs comme les doigts des mains.

17 mai. Crise aiguë aux troisième, quatrième et cinquième doigts de la main droite. L'annulaire est surtout pris ; rougeur, tuméfaction, douleur avec une petite ulcération siégeant au bord

interne de la main, au niveau de la face dorsale de la dernière articulation phalangienne. La douleur a surtout le caractère de brûlure ; elle est accompagnée d'une démangeaison douloureuse. Pas de fièvre, ni de phénomènes de réaction.

Le 29 mai. Le gros orteil du pied droit présente, au niveau du bord externe de la dernière articulation phalangienne, une petite ulcération entourée d'un cercle violacé. Le doigt est chaud et tuméfié. Il existe quelques rougeurs disséminées le long du gros orteil et autour de ce doigt. La douleur est assez vive.

Le pouls est légèrement accéléré (90 pulsations).

M. Ball a bien pensé à la sclérodermie, mais il y voit des phénomènes si bizarres, qu'il peut bien s'agir d'une maladie non encore décrite, aussi vient-il soumettre le cas à la Société.

M. Charcot prend la parole, et rapporte à la sclérodermie la maladie de la nommée Hirsch (Constance). Une discussion intéressante s'engage à ce propos, et on voit tour à tour MM. Dumontpallier, Charcot, Chalvet et Laborde prendre part au débat. M. Dumontpallier veut en faire de l'asphyxie des extrémités, et soutient qu'il ne voit pas là, il est vrai, un cas type d'asphyxie des extrémités, mais qu'il y voit encore moins de la sclérodermie ; que pour lui, il incline davantage vers l'asphyxie des extrémités.

Chalvet rapporte qu'il a observé deux malades semblables : l'un à Bicêtre, en 1859, dans le service de M. Desprès, et l'autre deux ans plus tard, à l'hôpital Saint-Louis, dans le service de M. Cazenave. Chose curieuse, le second malade observé était le frère du premier. Chalvet conclut à l'existence de la sclérodermie, chez la malade de M. Ball, en rappelant, comme l'avait fait déjà M. Charcot, que ce cas lui paraît avoir la plus grande analogie avec ce qu'Alibert a décrit dans sa nosologie naturelle, sous le nom de scrofule momie, ou de momie rhumatismale.

M. Laborde a aussi observé le malade de Chalvet, à Bicêtre ; il pense qu'il faut réserver la question.

Les choses en étaient là, lorsqu'à la séance du 8 juillet de la même année (Société de biologie), M. Charcot apporte un nouveau fait que M. Dufour lui a permis d'observer. Il rappelle que, lors de la présentation de la malade de M. Ball, il avait conclu à l'existence d'une sclérodermie, et que ce nouveau cas appuie sa manière de voir. Il insiste sur ce point que dans ce nouvel exemple, il y a atrophie de certains os, sans qu'il y ait jamais eu issue de fragments.

Le 6 octobre 1871 (Société de biologie), M. le D A. Dufour publie l'observation détaillée de sa malade, pour laquelle il avait appelé M. Charcot, afin d'avoir son avis :

Obs. II. — Sclérodermie avec atrophie des mains. — Bulles pemphygoïdes sur les mains et les pieds, suivies d'ulcérations d'un caractère particulier. Soc. de Biologie, 6 octobre 1871, par M. le Dr A. Dufour.

La malade dont je rapporte ici l'histoire est âgée de 39 ans. Son père est mort hémiplégique, sa mère à 68 ans, d'un érysipèle. Elle n'a eu, en fait de maladie bien déterminée, que des crampes d'estomac; de 8 à 15 ans, elle était délicate, mais de bonne santé néanmoins. Réglée à 12 ans 1|2, la menstruation s'établit avec abondance et régularité sans amener de douleurs aux époques menstruelles ni aucune atteinte de chlorose.

En 1853, à 19 ans 1|2, la malade eut son premier enfant; à 21 ans, un deuxième enfant; couches excellentes.

En 1856, la malade commença à souffrir de fièvres avec accès quotidien; son médecin en vue de remonter l'organisme, l'envoya à Arcachon où elle prit seulement dix bains de mer. De la diarrhée

étant survenue pendant la cure, une grande faiblesse s'ensuivit et
la malade revint en août plus malade qu'avant de partir, mais
sans avoir eu conscience d'un refroidissement quelconque. Ce
point mérite d'être noté.

Les règles depuis le retour d'Arcachon se montrent régulière-
ment.

En octobre 1856, la malade est prise de douleurs dans les che-
villes seulement en marchant. Dans l'hiver suivant, 56-57, les
orteils deviennent violets et restent demi-fléchis, ils ne peuvent
être redressés que difficilement.

La malade accuse en même temps une sensation de grand froid
aux mains.

A partir de ce moment, les doigts commencent à se recourber
peu à peu, ils deviennent souvent violacés; de petites bulles se
montrent sur une surface rouge au niveau des articulations, au
niveau de la matrice des ongles. Ces petites bulles crèvent au bout
de peu de temps et restent à l'état d'ulcérations très-peu profondes
n'intéressant qu'une partie du derme. Ces ulcérations finissent par
se cicatriser, mais à leur place pousse aux points exposés à des
frottements un épaississement de l'épiderme, un véritable durillon. Dans les autres endroits, aucun épaississement de l'épiderme ne se montre. Jamais ces ulcérations ne donnent lieu à une
suppuration abondante. Jamais d'esquilles ne sortent. Jamais de
poussières osseuses; rien de tout cela. Les mains arrivent gra-
duellement au point où elles sont maintenant en dix ans. Elles
sont stationnaires depuis. Les ulcérations depuis 5 ans s'éloignent
de plus en plus. Ce sont les mains qui ont commencé à se prendre
d'abord. Ensuite dans les six mois suivants, des phénomènes de
sclérodermie se sont montrés d'abord sur le corps, et ce n'est que
vers la fin de 1863 que les phénomènes sclérodermiques ont apparu
au visage.

Depuis 5 ans environ, la figure et les mains sont stationnaires;
seulement dans cette période de 1856 à 1866 de grandes variations ont existé dans la quantité des surfaces atteintes par l'endur-
cissement des téguments.

Telle partie sclérodermisée le devenait moins quelque temps
après, et peu à peu la malade est arrivée à voir diminuer le
nombre des parties sclérodermisées.

Au moment où le visage s'est pris, les cheveux sont devenus
secs et cassants, et c'est justement dans les cinq dernières années
qui correspondent à un état stationnaire de la maladie que la
chute des cheveux s'est produite avec le plus de force.

Dans cette période de 10 ans, trois fausses couches et deux couches à terme, la dernière il y a 7 ans.

Dans la dernière grossesse, la peau du ventre était sclérodermisée ainsi que les cuisses; la malade pouvait difficilement les plier sur l'abdomen.

C'est dans les deux années qui ont suivi la naissance du dernier enfant que la maladie est arrivée à son apogée et que les règles se sont supprimées définitivement.

Avant de terminer ce qui a trait à l'évolution de la maladie avant l'époque actuelle, j'insisterai sur les variations bien nettement constatées dans le nombre des parties sclérodermisées. Telles sont le ventre, qui est revenu à son état normal, et les cuisses dont l'induration, quoique persistante, a diminué cependant. Enfin je ferai remarquer que les trois enfants qui vivent ont joui jusqu'alors d'une bonne santé. J'arrive à l'état actuel.

Examen fait le 30 août 1871. — Madame N..., âgée de 39 ans, a la peau de la figure sans aucune ride dans n'importe quel moment, soit qu'elle parle ou qu'elle ouvre la bouche. La peau du front ne se plisse jamais, et la peau, sur le reste de la figure, paraît exactement collée sur les parties sous-jacentes.

La figure de cette malade est le siége de taches rougeâtres piquetées disparaissant sous la pression du doigt. La peau de la racine du nez est tendue de telle sorte que de la partie la plus proéminente de la racine du nez jusqu'à l'angle interne, il existe un plan incliné continu.

La peau, au niveau des os propres du nez, est très-tendue et lisse, tandis que la peau qui recouvre l'extrémité et les ailes du nez est complètement saine.

L'altération de la peau qui sur le nez cesse brusquement, lui donne un aspect très-bizarre, à cause surtout de la mobilité parfaite du bout et des ailes nasales.

Le bout du nez est très-pointu et paraît atrophié ou rétracté, tandis qu'il a, au contraire, conservé sa forme primitive.

Les paupières sont épaissies et paraissent œdématiées. Leur ouverture est notablement diminuée. Lorsque la malade regarde naturellement, et si elle cherche à ouvrir les paupières largement, elle ne peut y arriver. De même, elle ne peut arriver à les fermer complètement, et ses larmes tombent souvent sur les joues.

La bouche ne peut s'ouvrir que de 2 centimètres et demi et encore avec beaucoup de difficulté.

Lorsque l'ouverture buccale est arrivée à son maximum, les lèvres paraissent amincies et extrêmement tendues.

La langue, quoique sans induration, ne peut sortir que d'un centimètre.

La peau des joues ne peut être plissée. La peau du menton, sans être très-dure, est lisse au toucher, et celle qui recouvre les branches horizontales du maxillaire inférieur est tendue et peut être un peu moins atrophiée que sur les autres parties du visage.

Ce n'est qu'aux arcades sourcilières et seulement en ce point qu'on arrive à faire un peu glisser la peau sur les parties sous-jacentes.

Partout les téguments de la face paraissent atrophiés en épaisseur.

Les cheveux sont rares, secs et cassés en grande partie.

L'ensemble de la figure rappelle à s'y méprendre la figure d'une personne brûlée, avec rétraction de tous les téguments à la suite.

Il existe un contraste frappant entre la peau du cou qui est saine, se plisse, suit les mouvements des muscles et la peau de la partie inférieure de la face et supérieure de la poitrine.

La peau de la poitrine est tendue, ainsi que celle des reins, mais on peut faire glisser légèrement la peau sur les parties sous-jacentes à la partie inférieure de la poitrine.

Les épaules présentent la même induration des téguments.

Le bras gauche présente de l'induration, surtout à la partie supérieure, dans la région deltoïdienne.

Le bras droit présente de l'induration, comme le bras gauche dans la région deltoïdienne, mais en plus, la partie externe de ce bras est fortement tendue jusqu'au coude.

A gauche, l'olécrâne offre à sa partie la plus proéminente une croûte sèche reposant sur un véritable durillon. Cette croûte et cette induration sont la terminaison d'une petite bulle pemphygoïde qui a suppuré quelque temps fort légèrement, et s'est terminée par l'induration précitée. Il en est de même au coude droit.

La peau de l'avant-bras, des deux côtés, n'est pas indurée.

Le pouls est impossible à compter aux deux avant-bras.

Toute la peau du poignet gauche, en avant et en arrière, est tendue.

Les mains ont été moulées dans la position normale des mains de la malade. L'angle formé par la main fléchie et l'avant-bras est de 135 degrés.

Sur le dos de la main, la peau est très-tendue et paraît comme collée aux os. Si l'on cherche à la plisser, on ne peut y parvenir ; on obtient seulement quelques rides qu'on ne pourrait comparer qu'à de fines gerçures de l'épiderme. Sur la face dorsale de cette

main existent de petites taches rouges, s'effaçant par la pression
du doigt. Lorsqu'on examine la main par sa face dorsale, on pourrait croire que la malade ferme ses doigts.

Il est impossible à la malade de relever la main sur le bras.

La peau des doigts (face dorsale) est extrêmement tendue, luisante. La peau et les os ne paraissent faire qu'une seule et même
masse. Quant aux doigts, ils ont subi des altérations de dimension
extrêmement considérables.

La première phalange du pouce gauche a conservé sa longueur,
mais la seconde phalange a tellement perdu de sa longueur qu'elle
paraît à peine le double de la longueur de l'ongle qui n'a que
5 millimètres.

Cependant, et j'insiste particulièrement sur ce point, il est possible d'imprimer un léger mouvement de flexion à cette phalange.
L'articulation ne paraît pas détruite.

L'ongle, comme nous l'avons dit précédemment, est atrophié;
il est réduit à 1|2 cent. de longueur. Au niveau de l'articulation
de la seconde phalange avec la première, on aperçoit une petite
cicatrice. Cette petite cicatrice est couverte par un épiderme ru-
gueux et un peu dur.

Cette seconde phalange du pouce gauche est légèrement fléchie
sur la première.

L'articulation métacarpo-phalangienne du pouce est complètement sans mouvement, mais l'articulation carpo-métacarpienne du
pouce est légèrement mobile.

Le pouce a 4 centimètres de longueur.

L'index de la main gauche a la deuxième et la troisième phalange recourbées à angle droit sur la première.

La phalange unguéale a la grosseur d'une lentille, et malgré
cette petite dimension elle joue sur la phalange moyenne. L'ongle
est recourbé et n'a que 2 millimètres de hauteur. A l'endroit où
la deuxième phalange s'articule avec la première de l'index, il se
trouve une petite production cornée. C'est un point qui dans
beaucoup de mouvements subit du frottement. Un peu en arrière
de cette partie saillante et cornée se trouve une dépression qui a
été le siége d'une petite ulcération. Cette petite ulcération a duré
deux mois et a fait suite à une petite bulle survenue en ce point.
On peut faire exécuter des mouvements à la seconde phalange
sur la première.

Les trois autres doigts sont complètement recourbés et presque
accolés sur la paume de la main, le médius et l'annulaire surtout.

La dernière phalange de l'auriculaire est très-atrophiée en lon-

Lagrange.   2

gueur et en épaisseur; elle a une longueur double de celle de l'ongle qui n'est que d'un demi-centimètre en longueur.

Au niveau de l'articulation de la première phalange de l'auriculaire avec la seconde, on remarque encore en cet endroit un petit durillon très-circonscrit.

A aucun doigt de la main il n'y a ankylose des phalanges entre elles. Les articulations métacarpo-phalangiennes de cette main sont le siége de quelques mouvements.

La peau de la paume de la main est souvent moite; elle présente des plis.

L'angle formé par la main droite fléchie et l'avant-bras est de 135 degrés.

La peau, à la face dorsale et palmaire, est exactement la même qu'au côté gauche.

L'annulaire est recourbé. Les secondes et troisièmes phalanges de tous les doigts, excepté l'annulaire, semblent s'être atrophiées en longueur et en épaisseur. Les ongles de tous les doigts sont atrophiés en longueur. Les articulations de toutes les phalanges ainsi que les articulations métacarpo-phalangiennes, sont le siége de certains mouvements. Il n'y a nulle part ankylose.

A cette main, les cicatrices dont nous avons parlé en décrivant la main gauche, sont un peu plus profondes et recouvertes au niveau de la seconde phalange du médius avec la première par un véritable durillon. C'est un épaississement épidermique développé par le frottement qui se produit souvent en ce point saillant.

En terminant ce qui a trait à la description des mains, je ferai remarquer que les cicatrices qui existent sur les deux mains sont très-peu profondes et qu'elles n'intéressent qu'une partie de l'épaisseur du derme.

La partie supérieure de la poitrine, au-dessus des seins, est tendue et sclérodermisée. Sous les seins la peau est normale; la peau des seins est légèrement tendue.

La peau des cuisses est tendue, il est impossible de pincer cette peau qui forme avec le tissu cellulaire sous-jacent une adhérence intime.

Au niveau du bord externe de la rotule, à droite, sont survenues des bulles; la peau sur laquelle elles se sont développées est rougeâtre et à la partie la plus saillante il existe un durillon analogue à ceux qui ont été décrits aux mains. C'est encore un point qui supporte des frottements.

La partie postérieure des jambes est indurée. Les pieds à la face dorsale ont les téguments tendus, mais cette tension est moins

considérable qu'aux autres parties du corps; il semble que ce soit
là un degré moins avancé de la maladie.

Au niveau de l'articulation métatarso-phalangienne du gros
orteil est survenue une bulle, et à la suite un épaississement de
l'épiderme. Cette disposition se montre aux deux pieds. Les autres
doigts sont sains, excepté le médius dont la dernière phalange
semble vouloir s'incurver de plus en plus en bas et a commencé
à se recourber déjà notablement. Un durillon petit, mais extrêmement dur, existe sous le talon gauche; il en est de même sous
l'articulation métatarso-phalangienne du gros orteil gauche.

10 septembre 1871. La malade revient de Luchon, et on constate à cette époque les phénomènes suivants :

La bouche s'ouvre de 1 centimètre de plus, de 3 centimètres
et demi au lieu de 2 et demi. Les parties qui recouvrent les branches horizontales de la mâchoire sont beaucoup moins tendues.

La peau du menton se plisse lorsque la malade parle; les yeux
s'ouvrent un peu plus, et toute la figure qui semblait impassible,
semble refléter davantage ce que la malade exprime par la parole.

La peau, sur toute la partie antérieure de la poitrine, est plus
mobile. Les seins ne sont plus indurés, et au-dessous des seins et
sur le ventre, on peut arriver à pincer les téguments.

Les épaules ont presque repris leur apparence normale, mais on
ne peut encore pincer la peau de ces régions; la tension n'a fait
que diminuer. La peau du bras droit est moins tendue ; les indu-
rations signalées sur le bras gauche ont un peu diminué. Les
durillons des coudes sont moins épais. Un des poignets se redresse
presque horizontalement sur l'avant-bras, et l'autre a une flexion
possible plus grande. Au pouce gauche il est survenu une petite
ulcération, suite de bulle, au niveau de la matrice de l'ongle.
Cette ulcération dure depuis un mois. Mais, comme ensemble
général dans l'état de la main, il y a une amélioration surtout
lorsqu'on veut redresser les doigts recourbés dans le creux de la
main. La main droite n'a pas changé. La peau des cuisses est un
peu moins tendue et les poussées de bulles pemphygoïdes, depuis
Luchon, sont plus fréquentes.

M. Dufour fait suivre son observation de ré-
flexions très-intéressantes dans lesquelles il s'ef-
force de rapprocher, comme l'avait déjà fait
M. Charcot, sa malade de celle de M. Ball, et re-
pousse pour elle, comme pour celle de M. Ball,

l'hypothèse d'asphyxie locale. Le titre qu'il donne
du reste à l'observation que nous venons de rapporter, montre suffisamment quelle est sa manière
de voir à cet égard.

Ces diverses communications datant toutes de
l'année 1871 éveillèrent l'attention, et en 1872
M. Hallopeau présentait, dans la séance du 7 décembre (Société de biologie), une note sur un cas
de sclérodermie, avec atrophie de certains os et
arthropathies multiples. Il en avait recueilli l'observation en 1869, à la Salpêtrière, dans le service
de M. Vulpian. Nous demandons à ne pas publier
ici ce fait, qu'on trouve dans la *Gazette médicale*
(1er novembre 1873), parce que la malade que nous
avons observée avec mon collègue Budin, à l'hôpital Saint-Antoine, dans le service de M. Gombault,
et pour laquelle M. Budin a fait déjà une courte
communication à la Société anatomique (1873), est
la même que celle que M. Hallopeau vit quatre
ans auparavant à la Salpêtrière. Nous pensons
qu'il y aura avantage à ne pas scinder ces deux
partiés de l'observation qui pourront se compléter
l'une par l'autre. M. Hallopeau, dans la note qui
suit l'énoncé de ce cas, voit dans cette maladie une
grande analogie avec l'affection décrite sous le
nom d'atrophie unilatérale de la face, ou de trophonévrose, et pense qu'on peut vraisemblable-
ment supposer que «les lésions du sclérème de
l'adulte ont pour origine un trouble de l'innerva-
tion.» Il propose même, pour le cas où ces vues
viendraient à se confirmer, de remplacer la déno-

mination impropre de sclérodermie par celle de trophonévrose disséminée.

M. Lépine, chef de clinique de la Faculté, observa un cas un peu plus complexe dans le service de M. Sée, à l'hôpital de la Charité. Son observation que nous allons rapporter ici, fait partie d'une note lue à la Société de biologie, dans cette même année 1873, et qu'on trouve dans la *Gazette médicale* du 12 avril 1873 :

Oʙs. III. — Mélanodermie étendue à presque toute la surface du corps ; sclérodermie bornée aux doigts avec atrophie des phalangettes ; atrophie de la moitié droite de la face. Observation lue à la Société de Biologie, 1873, par le Dʳ R. Lépine, chef de clinique de la Faculté (1).

La nommée Chaillet, veuve B..., âgée de 59 ans, entrée à la clinique de la Charité (service de M. le professeur Sée) en mars 1873, raconte qu'elle a habité autrefois des lieux humides, que néanmoins sa santé a toujours été bonne. Aujourd'hui même, elle ne se sent pas malade ; ses forces sont parfaitement conservées ; l'appétit est intact ; elle ne se plaint que de la coloration de sa peau et d'un peu de gêne dans les mouvements des doigts.

C'est il y a trois ans qu'elle a remarqué le début de la coloration foncée de la peau ; puis sont survenues dans le bras gauche des douleurs assez vives, mais qui n'ont pas persisté. Il y a deux ans, les doigts de la main gauche ont été atteints de l'affection qu'ils présentent encore ; six mois plus tard, ceux de la main droite se sont pris à leur tour.

Actuellement la plus grande partie de la surface du corps présente une coloration plus foncée qu'à l'état normal : les jambes et les pieds sont les seules parties qui fassent exception. Ailleurs, la coloration est d'intensité fort variable : aux hypochondres, elle est d'un brun très-foncé, presque noire ; à l'abdomen, sur la poitrine, au dos et au cou, la coloration est brune, mais moins foncée ; les cuisses sont très-pigmentées, mais avec cette particularité qu'elles sont le siége de petites taches blanches où le pigment fait défaut. Le cou présente des traces nombreuses d'une érup-

(1) Gazette médicale de Paris, 12 avril 1873.

tion pustulo-bulleuse; le visage, les membres supérieurs et les mains sont d'une coloration un peu brune.

La peau de tous les doigts est mince, comme parcheminée, mais la coloration n'est pas à ce niveau plus foncée que sur les mains et sur les avant-bras. On ne peut, en pinçant la peau, même à la face dorsale des doigts, y faire un pli; les articulations des doigts paraissent un peu grosses, mais il n'y a pas de gonflement notable des tissus péri-articulaires; les mouvements des doigts sont bornés plutôt par l'état de la peau que par suite d'une arthrite véritable; ils ne sont pas douloureux. Les phalangettes sont très-réduites de volume, de la moitié environ de leur longueur; la sensibilité cutanée des doigts, même à la face palmaire, est très-diminuée; les doigts sont habituellement froids, et la malade en a conscience; ils ne transpirent jamais.

La face présente, depuis une époque que la malade ne peut préciser, une asymétrie notable. Abstraction faite de la perte de l'œil droit, qui remonte à 25 ans, et qui a été le résultat d'un accident, la moitié droite de la face paraît plus petite; la peau y est un peu plus mince, mais la différence entre les deux côtés est minime; elle semble porter surtout sur le tissu sous-cutané, qui paraît moins abondant à droite; la sensibilité est diminuée de ce côté; la langue est tout à fait intacte.

Ce fait n'est pas des plus simples, comme on le voit, et M. Lépine, après avoir résumé les altérations constatées chez sa malade, pense qu'elles sont sous la dépendance d'une affection du système nerveux, et conclut à l'insuffisance de la désignation de sclérodermie appliquée à des cas semblables.

Nous trouvons un autre fait que M. Liouville présente au nom de M. Ball et au sien à la Société de biologie (séance du 13 décembre 1873). Il a trait à une malade observée en octobre 1873, dans le service de M. Béhier, à l'Hôtel-Dieu. Il est dit que cette malade, offrant les signes de la sclérodermie, avait déjà perdu une partie d'un doigt de la main gauche, et que la droite était actuellement aussi fort

malade, les articulations étant atteintes d'arthropathies. M. Liouville fait rentrer ce fait dans la caté-
gorie de ceux de MM. Ball, Charcot et Dufour, Hallopeau.

Nous noterons pour notre part une différence
sensible, c'est que la malade à laquelle fait allusion
M. Liouville a perdu une partie d'un doigt de la
main gauche, et qu'elle est, au moment où l'observation a été prise, sur le point d'en perdre un autre, peut-être, à la main droite. Je ne connais pas
d'exemples de sclérodermies vraies, ayant ainsi
perdu spontanément une ou plusieurs phalanges.
Il peut y avoir des ulcérations dans la sclérodermie,
mais elles sont superficielles et ne gagnent pas en
profondeur. Il y a des atrophies osseuses, simulant
des pertes de phalanges, comme il ressort de certains cas, mais les auteurs ont insisté, et nous-
même insistons sur ce qu'il n'y a jamais eu d'élimination d'os ou de poussières osseuses.

Peut-être pourrait-on plutôt faire rentrer ce fait
dans la lèpre ou la gangrène des extrémités, affections bien distinctes de la sclérodermie, et dans
lesquelles semblables lésions ne sont pas rares.
Toujours est-il que, tout en ne nous prononçant
pas d'une manière catégorique, nous sommes tenté
d'être moins affirmatif que M. Liouville.

M. Liouville, en citant ensuite un autre nouveau
fait dont il doit la communication à M. Demange,
interne à l'hôpital Saint-Louis (service de M. Vidal),
pense que les lésions signalées dans ces deux cas
indiquent l'existence de troubles trophiques multiples et disséminés de la périphérie du corps. Dans

ces deux faits, il relève une susceptibilité nerveuse, une espèce d'état mental ; et à ce propos je rappellerai, d'une façon incidente, que cette année même j'ai eu l'occasion de revoir à l'hôpital Saint-Louis, chez M. le Dr Lailler, la malade sclérodermique que j'avais vue dans mon service à la Pitié, salle du Rosaire, alors que j'étais interne de M. Marrotte, et que M. Lailler attira mon attention sur des troubles psychiques offerts par cette malade, qui avait un caractère bizarre et changeant, remarque que nous avions déjà pu faire sur cette malade à la Pitié.

M. Liouville propose la dénomination de troubles trophiques de la périphérie du corps, multiples et disséminés.

Nous mentionnerons enfin un dernier cas que M. Ball tient en observation en ce moment, dans son service à l'hôpital Saint-Antoine. Il a trait à un jeune homme (les exemples de sclérodermie chez l'homme ne sont pas communs), et M. Ball, qui a présenté son jeune malade à la Société de biologie, dans une des dernières séances (1), a attiré l'attention sur la symétrie des lésions qu'il présente, et sur la coïncidence de la sclérodermie, avec un état pigmenté comparable à celui de la maladie d'Addison. Il a proposé, pour les cas qui commencent, comme celui-ci, par les extrémités des membres supérieurs, la dénomination de scléro-dactylie. Ce fait, quoique complexe comme celui de M. Lépine, est des plus intéressants en ce que l'affection ne

(1) Société de Biologie, 21 mars 1874.

date que de trois à quatre mois, et qu'on pourra
assister aux progrès croissants de la maladie. Déjà
les doigts commencent à se fléchir ; le visage, le cou
ont déjà quelque chose de singulier, et l'abdomen
ne présente peut-être pas sa souplesse habituelle.
Nous remercions M. Ball de la complaisance qu'il
a mise à nous montrer son malade, et des renseignements qu'il a bien voulu nous fournir.

Nous en avons fini avec l'historique de la question, telle que nous l'avons conçue : sclérodermie
avec altérations osseuses. Mais ces observations
que nous venons de relever, très-bien prises et in-
téressantes tant au point de vue clinique qu'au
point de vue des interprétations diverses auxquelles
elles ont donné lieu, n'ont pas malheureusement
le contrôle de l'autopsie. Aussi, serons-nous obligé,
dans le cours ultérieur de ce travail, de nous ap-
puyer sur certains examens nécroscopiques non
cités dans les lignes précédentes. Les quelques
faits connus d'autopsies de sclérodermie seront
plus utilement placés à côté de notre étude anatomo-pathologique.

ANATOMIE PATHOLOGIQUE.

Dans les divers travaux qui ont paru sur la sclérodermie, il est accordé très-peu d'espace à ce chapitre d'anatomie pathologique, faute de matériaux
suffisants. Il n'existe en effet pas d'autopsie très-
complète de cette affection, et certaines de ces recherches remontent déjà à 1863.

C'est cependant avec ce peu de matériaux que

nous devons aborder cette étude très-délicate, et sur laquelle il règne encore tant d'obscurité.

Nous ne prétendons pas vider le débat avec un seul fait ; nous serons heureux seulement si nous pouvons y apporter quelques éclaircissements et indiquer la voie à suivre plus tard dans la recherche des causes et de la nature de cette affection.

Nous commencerons par mettre en tête la partie clinique de cette observation que nous empruntons à notre ami Hallopeau ; puis après avoir développé la partie qui nous est propre, à mon collègue Budin et à moi, nous ferons l'anatomie pathologique de ce cas aussi détaillée que possible; nous passerons ensuite à l'examen comparatif des autres faits connus, après quoi nous chercherons à expliquer, autant qu'il sera en notre pouvoir de le faire, la marche et la nature du processus.

Qu'il me soit permis ici de rendre un témoignage de reconnaissance, et de présenter mes sincères remercîments à M. Charcot, pour le gracieux et utile concours qu'il nous a prêté dans ce travail. Mes remercîments à mes deux amis Budin et Duret, internes des hôpitaux, le premier pour l'abandon de l'observation de la malade que nous avons pu voir et étudier avec lui dans le service de M. Gombault, et le second pour les recherches pénibles et minutieuses auxquelles il a dû sacrifier un très-long temps au laboratoire d'histologie de Clamart, où le chef des travaux de ce laboratoire, mon ami et ancien collègue Grancher, chef de clinique, a bien voulu nous aider de ses conseils.

Obs. IV.— Cas de sclérodermie avec atrophie de certains os et arthropathies multiples, par M. Hallopeau (1).

La nommée Virginie Fr... entre le 8 juillet 1869 à l'hospice de la Salpêtrière, service de M. Vulpian, salle Saint-Nicolas, n° 1.

Elle donne des renseignements assez précis sur la santé de ses ascendants : un de ses frères est aliéné, sa mère est morte à 57 ans des suites d'une hémiplégie, son père vit encore et se porte bien ; elle ne croit pas qu'aucun de ses parents ait jamais eu d'éruption, ni de maladie chronique.

Elle est née en 1833, elle a eu dans sa première enfance plusieurs attaques convulsives ; jusqu'à l'âge de 15 ans, il lui est venu fréquemment de la gourme dans les cheveux ; souvent elle a eu des engorgements ganglionnaires, mais jamais ils n'ont suppuré. Il n'y a pas actuellement de cicatrice apparente dans cette région. Rien dans ses antécédents ne peut faire supposer qu'elle ait été atteinte de syphilis. Elle est réglée depuis l'âge de 13 ans. Elle a eu un enfant qui a été emporté à l'âge de 4 ans par une méningite tuberculeuse.

Elle fait remonter à dix ans les premiers symptômes de sa maladie actuelle ; elle a ressenti d'abord des douleurs dans les mains, elles siégeaient surtout au niveau des jointures, sans y être exclusivement localisées. Elles étaient plus fortes la nuit ; la pression et les mouvements les exaspéraient.

Souvent les mains se refroidissaient brusquement et prenaient une teinte violacée ; la malade y éprouvait des douleurs plus vives, en même temps qu'une sensation pénible d'onglée, de fourmillement et d'engourdissement ; au bout d'un certain temps, les doigts reprenaient leur coloration et leur température normales ; plus tard, les douleurs se localisèrent plus spécialement des deux côtés, dans les deux premiers doigts.

Des taches rouges apparurent à plusieurs reprises sur les mains ; certaines d'entre elles se recouvraient de croûtes minces ; quand elles disparaissaient, il restait à leur place une tache blanchâtre, au niveau de laquelle la peau semblait comme rétractée ; peu à peu, les doigts se trouvèrent portés dans un état de flexion de plus en plus marqué, pour s'immobiliser enfin dans cette attitude.

Plus tard, les lésions cutanées s'étendirent aux coudes et aux

(1) Société de Biologie, 7 décembre 1872.

épaules, en même temps que les douleurs se faisaient sentir dans toute la hauteur des membres supérieurs.

Toutefois, il y a cinq ans, les altérations n'avaient que lentement progressé ; un certain nombre de jointures étaient un peu raides ; les extrémités étaient contracturées en flexion, mais la malade conservait encore un peu l'usage de ses membres.

A partir de ce moment, la maladie a fait des progrès rapides ; plusieurs fois la malade s'est aperçue, comme par hasard, que l'un de ses doigts avait considérablement diminué de volume ; la plupart des articulations se sont enraidies au point de perdre complètement leurs mouvements physiologiques ; les téguments de la face ont subi une rétraction assez considérable pour qu'il en soit résulté un rétrécissement très-apparent des orifices palpébraux et buccal. Divers traitements ont été essayés sans succès ; la malade a pris successivement l'iodure de fer, de la teinture d'iode, de l'huile de foie de morue, du nitrate d'argent et des alcalins.

Etat actuel. — Juillet 1869. On remarque en différents points de la surface tégumentaire des taches nombreuses ; les unes, de coloration blanche, ont tout à fait l'aspect de cicatrices ; elles sont surtout abondantes à la face, au cou, aux épaules et aux extrémités ; on en voit de circulaires, certaines font saillie sous forme de brides, d'apparence fibreuse, on dirait les cicatrices de brûlures profondes ; les autres, d'une coloration rouge ou rosée, sont en plus petit nombre, on les rencontre surtout à la face et à l'épaule ; une d'elles supporte dans sa partie centrale une croûte d'un vert noirâtre. La rétraction des téguments a amené en plusieurs régions des modifications considérables dans la conformation et l'aspect des parties. La face ressemble, suivant la comparaison classique, à un masque de cire ; elle reste immobile, même lorsque la malade semble exposée à une vive émotion. Mais ce qui frappe le plus, c'est le rétrécissement considérable qu'ont subi les orifices naturels ; les paupières semblent être diminuées de hauteur et comme revenues sur elles-mêmes ; leur ouverture est, d'après la malade, plus petite et moins ovale qu'elle ne l'était auparavant. Les ailes du nez paraissent amincies, et leur bord libre est échancré comme chez les individus qui ont été atteints de lupus.

L'orifice buccal présente des déformations analogues ; les lèvres semblent atrophiées dans toute leur hauteur ; les dépressions cicatricielles y sont plus nombreuses que partout ailleurs ; dans leur intervalle, les téguments semblent froncés ; on remarque à droite, au-dessus du sillon jugo-labial, une plaque rouge, saillante et dure au toucher, surmontée de petites saillies.

Sur les joues, les taches cicatricielles sont larges, tantôt lisses, tantôt déprimées et plissées ; dans leur intervalle, on remarque une desquamation furfuracée.

La langue est diminuée de volume ; ses mouvements sont gênés, particulièrement celui de propulsion. Le trouble fonctionnel doit être rapporté à la rétraction et à l'épaississement du frein.

Beaucoup d'articulations ont perdu en totalité ou en partie leurs mouvements normaux ; l'abaissement des mâchoires ne s'accomplit que très-incomplètement ; les dents ne peuvent guère s'écarter que de 2 centimètres.

Au cou, les mouvements de rotation sont très-limités ; les autres sont gênés, mais dans une proportion moindre.

Les mouvements d'élévation des bras, de flexion de l'avant-bras sont considérablement réduits ; les poignets paraissent complètement ankylosés.

Mais nulle part les lésions ne sont aussi accusées qu'aux mains.

Du côté gauche, la deuxième phalange du pouce est complètement atrophiée.

L'index diminue brusquement de volume au niveau de sa deuxième phalange ; il semble formé de deux tiges, dont l'une rentrerait dans l'autre. La troisième phalange, considérablement diminuée de volume, est soudée à la deuxième ; l'articulation des deux premières offre, au contraire, une laxité anormale, car on peut lui imprimer aisément des mouvements étendus de latéralité.

Les premières articulations phalangiennes du médius et de l'annulaire sont ankylosées en flexion ; la phalangette du médius est atrophiée ; l'extrémité inférieure de la phalange fait saillie sous la peau.

Le cinquième doigt semble divisé en trois parties par deux sillons dirigés en spirale ; son squelette est réduit à un fragment osseux qui est libre au milieu des parties molles, et semble, d'après sa situation, représenter la deuxième phalange atrophiée. La rétraction des téguments s'est faite de telle sorte que le doigt peut être allongé et revenir sur lui-même comme un ressort à boudin.

A la main droite, il y une ankylose incomplète de toutes les articulations métacarpo-phalangiennes et *complète* de toutes les articulations phalangiennes.

Les deuxième et troisième phalanges sont toutes fléchies à angle droit.

L'articulation carpo-métacarpienne du pouce est seule restée libre.

On voit sur la face dorsale des mains de nombreuses cicatrices ; elles n'adhèrent pas au squelette.

Les avant-bras semblent en totalité diminués de volume.

Les altérations sont moins prononcées aux membres inférieurs ; les téguments n'y sont atrophiés qu'au niveau des malléoles. Les articulations du cou-de-pied sont cependant ankylosées, complètement à gauche, incomplètement à droite.

Toutes les phalanges des orteils sont soudées entre elles.

Il n'y a aucune lésion appréciable des différents viscères.

La malade ne fait que passer dans le service, et immédiatement après sa sortie de l'infirmerie elle quitte définitivement l'hospice de la Salpêtrière.

Suite de l'observation de M. Hallopeau à quatre ans de distance. Observation recueillie à l'hôpital Saint-Antoine, dans le service de M. Gombault, par MM. Budin et Lagrange.

6 octobre 1873. Nous avons peu de choses à ajouter aux premiers renseignements donnés dans l'observation de M. Hallopeau. Nous dirons seulement que la malade s'est mariée à 20 ans, et qu'un an après, elle accouchait de cet enfant mâle, qui mourut de méningite : nous avons acquis de plus quelques détails complémentaires sur le mode de début.

Ainsi, l'affection commence à la main droite par du gonflement, de la rougeur et des crampes qui obligent la malade à cesser tout travail. Au bout de peu de temps, les douleurs disparaissent, mais le gonflement douloureux persistant, elle entre à l'hôpital Lariboisière, où elle reste trois mois seulement. Elle nous apprend qu'à sa sortie sa main droite est encore rouge et gonflée, et qu'à peine de retour chez elle, elle voit apparaître des douleurs vives et aiguës dans le pouce droit, qui se fléchit petit à petit, et bientôt se rétracte malgré elle. Les mêmes phénomènes apparaissent successivement dans les autres doigts, et elle est obligée pour s'en servir de les étendre préalablement à l'aide de son autre main.

Nous apprenons de plus, que les mêmes accidents surviennent, trois mois plus tard, dans le pied gauche, par une douleur aiguë qui apparaît dans les orteils et que leurs phalanges se rétractent comme les doigts de la main droite.

Puis la maladie envahit le pied droit et ce n'est que trois mois après le début de ces accidents que le bras gauche devient également le siége de douleurs, de crampes, de rétraction.

Nous terminerons ces renseignements complémentaires, en disant qu'il n'a jamais existé aucune douleur sur le trajet de la colonne vertébrale, ni aucun trouble dans la miction. Pas de douleur en ceinture ni de trouble intellectuel, rien dans la sensibilité générale.

A part ces petits détails du début, les mêmes phénomènes précédemment cités, du côté de la face et des membres, ont subsisté depuis que la malade est sortie de la Salpêtrière. La santé générale n'a pas cessé d'être bonne. Le seul incident à noter, est la disparition des règles il y a deux ans en 1871.

Mais le 22 septembre 1873, la malade éprouve un peu de malaise, son cou devient rouge, il s'y forme des plaques continues ; ses ganglions cervicaux s'engorgent. Point d'envie de vomir. Elle fait des frictions avec du baume tranquille.

Le 28 septembre au matin, elle est prise de frissons très-forts qui persistent toute la journée ; la main gauche, face dorsale, devient le siége d'une rougeur et d'un gonflement qui envahissent rapidement l'avant-bras et le bras. Des phénomènes semblables surviennent du côté de la jambe gauche, mais le gonflement ne dépasse pas le genou. La malade renouvelle les frictions avec du baume tranquille, elle n'en obtient pas grand bénéfice. A partir de ce jour elle est obligée de garder le lit jusqu'au 6 octobre, époque à laquelle elle doit se faire transporter à l'hôpital Saint-Antoine, salle Sainte-Geneviève, n° 1 (service de M. Gombault).

6 octobre, soir. A la visite du soir, on constate un état général grave. P. 112. T.A. 39°,2. On observe à la main et à la jambe gauche les mêmes phénomènes signalés : rougeur et gonflement qui, à la main, sont surtout intenses au niveau du deuxième métacarpien et à la racine de l'index et du médius.

L'épiderme de la plante du pied gauche est séparé du derme et forme une bulle très-volumineuse remplie de liquide. A la surface dorsale, la peau en un point est violacée, noirâtre. L'auscultation de la poitrine et du cœur ne fait rien constater d'anormal.

7 octobre, matin. La cuisse droite est devenue le siége d'une rougeur érysipélateuse, à bords légèrement saillants, qui ne descend pas au-dessous du genou.

Il existe au siége une eschare de la largeur d'une pièce de 50 centimes. P. 116. T. A. 38°,8.

Le 7 au soir. P. 120. T. A. 40°; la malade paraît agitée.

8 octobre, matin. P. 108, T. A. 38°,8. Délire pendant toute la nuit, incontinence d'urine et de matières fécales. La jambe et le pied droit sont envahis à leur tour. La plaque gangréneuse qui siégeait à la face dorsale du pied gauche s'est considérablement étendue, l'épiderme en ce point est même soulevé par une cer-

taine quantité de liquide. Une nouvelle plaque gangréneuse survient sur la malléole interne du même pied.

8 octobre, soir. P. 116. T. A. 39º,6. Langue très-sèche, l'agitation est moins grande.

9 octobre, matin. P. 112. T. A. 38º,8. La malade a encore déliré, mais paraît plus calme. — A la face dorsale du deuxième métacarpien de la main gauche, la peau est soulevée par du liquide.

Soir. P. 112. T. A. 38º,2.

10 octobre, matin. P. 40. La malade est agonisante, elle succombe à dix heures du matin.

L'autopsie est faite le 11 octobre, à 10 heures du matin ; vingt-quatre heures après la mort.

Cavité crânienne. La *dure-mère* n'est pas altérée.

La *pie-mère* est médiocrement congestionnée, il existe une légère suffusion sanguine à la partie postérieure des lobes postérieurs. Elle n'est adhérente à la substance cérébrale en aucun point.

Le *cerveau* n'est le siége d'aucune altération ni au niveau des circonvolutions, ni dans les couches opto-striées, pas de liquide dans les ventricules.

Le *cervelet* est absolument sain. Le corps rhomboïde n'est atrophié ni lésé en aucune façon.

Dans le *bulbe*, on n'observe rien de remarquable, aucune des parties nerveuses ne paraît atrophiée.

Cavités thoracique et abdominale. — Les plèvres sont saines, les poumons sont le siége d'une congestion hypostatique au niveau de leur base. Il existe en ces points des noyaux de pneumonie catarrhale.

On constate l'existence d'une péricardite généralisée et sèche, pariétale et viscérale ; les deux surfaces non adhérentes présentent l'aspect d'une langue de chat ; elles sont très- rugueuses au toucher. Il n'y a d'endocardite ni récente, ni ancienne, pas de lésions valvulaires.

Le foie est peu volumineux et gras.

La rate est atrophiée.

Les reins sont graisseux, au niveau de leur substance corticale, surtout le gauche.

Le tube digestif ne présente aucune altération.

Examen des membres. — *Membre supérieur gauche.* — C'est lui qui est le siége des déformations les plus considérables. Le bras et l'avant-bras paraissent un peu grêles. L'épiderme de la face dorsale de cette main, à la partie postérieure de l'articulation métacarpo-phalangienne de l'index, soulevé pendant la vie, est maintenant affaissé et présente une loge contenant une matière sanieuse, puriforme. Sur les troisième et quatrième métacarpiens, il existe une plaque blanchâtre cicatricielle, au niveau de laquelle la peau est assez amincie, comparativement aux parties voisines (deuxième métacarpien), qui étaient le siége d'une inflammation aiguë.

La main est dans la flexion et présente les particularités suivantes : L'index et le petit doigt sont réduits chacun à trois tubercules dont la longueur totale ne dépasse pas 3 centimètres. Ils ressemblent à une pyramide dont la base répond à la main et le sommet à l'extrémité digitale. C'est à peine, si en les pressant on sent une résistance qui rappelle la présence du tissu osseux.

Les os de l'index sont représentés par de petites masses isolées et allongées dans le sens vertical, ayant de 3 à 4 millimètres de diamètre. Leur longueur n'atteint pas en tout 3 centimètres.

La masse qui constitue le petit doigt est mobile dans tous les sens. Si on incise la peau, on ne trouve qu'un petit tubercule osseux de 3 millimètres de diamètre, qu'on ne sait à quelle phalange rapporter et qui pourrait bien être constitué par la réunion d'une parcelle restante de chacune des phalanges.

Le pouce est droit, mais un peu diminué de longueur. L'ongle est fortement incurvé. Il est mobile dans son articulation métacarpo-phalangienne, immobile au contraire dans l'articulation de ses phalanges entre elles. A la dissection, on constate bien la présence de deux phalanges, mais elles sont complètement soudées. On peut faire pénétrer la pointe d'un bistouri à la partie postérieure de l'article en divisant des tissus fibreux excessivement serrés, mais le ligament latéral externe est ossifié ou calcifié.

Le médius et l'annulaire sont fortement fléchis, et en même temps inclinés tous deux vers le pouce; ils paraissent un peu plus petits qu'ils ne devraient l'être normalement, mais leurs phalanges sont conservées. Leur articulation métacarpo-phalangienne et celle de leur première avec la seconde phalange sont légèrement mobiles, mais l'articulation de leur phalangine avec la phalangette est immobile. Dans ce qu'ils ont de mobile, la flexion seule est permise, l'extension impossible.

Lorsqu'on fait une incision à la paume de la main, on trouve une couche de graisse de plus d'un demi-centimètre d'épaisseur.

La dissection montre que les muscles du bras, de l'avant-bras et de la main sont peu volumineux. Ils offrent une couleur feuille

morte. Tous sont intégralement conservés, même ceux des émi-
nences thénar et hypothénar.

Les tendons et leur gaîne synoviale au poignet ne sont le siége
d'aucune lésion, mais aux doigts ils sont plus ou moins unis aux
parties adjacentes avec lesquelles ils font à peu près corps.

La disposition des vaisseaux et des nerfs est normale. Aucune
artère, aucune veine n'est oblitérée, tout au moins en ce qui concerne les gros troncs.

Les os du carpe et de l'articulation radio-carpienne ne jouissent
plus d'aucun mouvement. L'articulation radio-cubitale inférieure
est complètement mobile. Les mouvements sont aussi impossibles
dans les articulations carpo-métacarpiennes, excepté dans la quatrième et la cinquième.

Membre supérieur droit. — De même que le gauche il paraît
diminué de volume au niveau du bras et de l'avant-bras. L'avant-
bras est légèrement fléchi sur le bras. Il est raide dans son articulation du coude. Quelques légers mouvements de flexion peuvent
à peine être imprimés. Quant à l'extension complète, elle est
impossible. *La main* est légèrement inclinée sur le bord cubital,
elle est un peu fléchie dans son articulation radio-carpienne; elle
est très-atrophiée et tassée sur elle-même dans la région méta-
carpienne, de manière à présenter à peine une largeur de 6 centimètres. Les doigts sont légèrement fléchis au niveau des articulations métacarpo-phalangiennes. Ils sont fortement incurvés,
de manière à converger vers un centre déterminé par l'extrémité
du pouce qui est fléchi dans la paume de la main et dans le mouvement d'opposition. La dernière phalange des doigts est surtout
fléchie à angle droit sur l'avant-dernière; les ongles sont recourbés en crochet, soit en dedans soit en dehors. L'extension des
doigts est impossible.

La peau offre çà et là des plaques blanchâtres comme atro-
phiques, en particulier sur le dos de la main. A la coupe, elle
ne paraît pas amincie, même au niveau de ces plaques.

Du tissu graisseux, jaunâtre, fluide, existe en assez grande
quantité sous la peau et dans les interstices musculaires. Quant
aux muscles, aux vaisseaux et aux nerfs, ils offrent une disposition analogue à ceux du côté opposé. Les tendons sont également
libres dans leurs gaînes, sans adhérence, aux mêmes points qu'à
gauche.

L'index ayant été scié dans toute sa longueur, on voit qu'au
niveau des articulations des phalanges tout cartilage a disparu;
en ce point les os sont réunis les uns aux autres par une soudure
qui paraît constituée par du tissu spongieux. Il n'existe plus

aucun interligne articulaire. Les aréoles du tissu spongieux, au lieu de renfermer une substance rouge, vasculaire, ne contiennent qu'une substance jaunâtre, huileuse. Le canal médullaire est notablement élargi, rempli de cette même substance huileuse. Le tissu compacte lui-même est devenu jaunâtre et a diminué d'épaisseur.

La description des articulations de cet index droit suffit pour faire connaître celles ankylosées des deux mains qui sont à peu près semblables, sauf chez quelques-uns où, comme nous l'avons dit pour le pouce gauche, la soudure n'est pas osseuse partout.

Au niveau de l'articulation radio-carpienne, dans l'un comme dans l'autre bras, le cartilage a disparu. Les surfaces osseuses sont comme soudées entre elles.

Membres inférieurs. —Nous dirons peu de chose des membres inférieurs : considérés dans leur ensemble, ils sont très-grêles. Les mouvements sont permis au niveau de la hanche et du genou. Les articulations tibio-tarsiennes, médio-tarsiennes, tarso-métatarsiennes et presque toutes les articulations des orteils sont ankylosées. Les deux pieds sont tellement raides qu'il est impossible de leur faire exécuter le moindre mouvement de flexion ou d'extension.

Sur des coupes longitudinales faites sur les métatarsiens et les orteils, on trouve les mêmes soudures et les mêmes lésions que dans les points correspondants des membres supérieurs.

Muscles, nerfs, vaisseaux. —Les muscles, les vaisseaux et les nerfs des membres, examinés à l'œil nu et au microscope à l'état frais, ne présentent aucune altération.

Examen microscopique, par MM. Duret et Lagrange.

Examen de la peau au niveau du deuxième métacarpien. — Face dorsale (main gauche).— Partie atteinte d'inflammation aiguë.

Sur une section de la peau, on trouve que le derme, qui à l'état frais présentait une teinte livide, couleur sépia, est plus résistant, moins élastique et qu'il adhère fortement à la couche cellulo-adipeuse sous-jacente. De plus, cette couche cellulo-adipeuse est ferme, et offre une teinte brunâtre, tandis que dans les autres régions qui ne sont le siége d'aucune altération, lorsqu'on presse les lobules graisseux entre les doigts, on les voit faire saillie entre les aréoles du tissu cellulaire, en conservant leur élasticité normale.

Dans ces points enflammés, le périoste est très-adhérent à la masse adipeuse avec laquelle il fait corps. D'autre part il se laisse détacher avec une très-grande facilité de la surface de l'os sur laquelle on remarque alors un aspect finement grenu et des points ecchymotiques.

Lorsqu'on étudie les coupes de peau *à un faible grossissement*, on distingue les zones suivantes :

1° Une zone dentelée, très-fine, très-peu épaisse, irrégulière, répondant à l'épiderme.

2° Au-dessous, la couche papillaire n'offre plus ses saillies et ses dépressions normales. Il semble que les papilles soient complètement effacées et fusionnées. On a plutôt l'aspect de festons irréguliers, de dentelures.

3° Le derme sous-jacent, coloré en rose, assez intense par le picro-carminate, est très-épais et paraît formé de faisceaux très-serrés les uns contre les autres : dans sa partie profonde, on distingue très-difficilement la lumière de ses vaisseaux.

4° Au-dessous, la couche cellulo-adipeuse est représentée par des travées conjonctives considérablement épaissies. Sur certains points, on suit cette altération jusque dans les parties profondes, jusqu'au périoste ; dans d'autres régions, au contraire, la lésion n'a pas atteint la couche périostique, et une certaine épaisseur de la couche cellulo-adipeuse ne présente pas cet épaississement notable de ses travées alvéolaires ; de telle sorte que, avec cette disposition, le tissu cellulaire sous-cutané forme deux zones absolument distinctes : l'une, la plus superficielle, offrant des travées épaissies et des lobules adipeux, en partie effacés ; l'autre, offrant des travées moins épaisses et des lobules adipeux à peu près normaux à ce grossissement.

A un fort grossissement. — L'épiderme n'est plus représenté que par deux ou trois couches de cellules de la zone de Malpighi qui ont perdu leurs dentelures, et ont leur noyau rempli de granulations graisseuses ; on constate les mêmes granulations dans le protoplasma de la cellule. Le nucléole n'est nullement vésiculeux.

Les papilles dont la saillie est complètement effacée, au lieu du fin tissu conjonctif fibrillaire qu'on y rencontre habituellement, présentent des faisceaux de tissu conjonctif gonflés ; les anses papillaires, difficiles à distinguer, ne sont point entourées de leucocytes.

Dans le derme, les faisceaux sont plus serrés les uns contre les autres ; on trouve un certain nombre de leucocytes dans son épaisseur ainsi qu'autour des vaisseaux de sa base. Les cellules des faisceaux fibreux du derme ne paraissent être le siége d'aucune lésion bien caractérisée ; ce qui frappe surtout c'est leur épaisseur et leur densité.

La couche cellulo-adipeuse offre ses grosses travées gorgées de leucocytes :

A la partie la plus superficielle, on reconnaît les véritables leucocytes à leur noyau coloré en rouge, mais il semble aussi que dans ces points, les cellules propres des faisceaux du tissu conjonctif soient le siége d'une irritation et d'une multiplication ; elles forment dans certains endroits des rangées disposées parallèlement aux faisceaux du derme : un certain nombre de ces éléments paraissent gonflés. Nous croyons donc qu'il ne s'agit pas là exclusivement de leucocytes, mais qu'il y a aussi prolifération des cellules fixes du tissu conjonctif, prolifération reconnaissable au volume plus considérable des éléments comparé à celui des leucocytes.

Au-dessous de cette couche superficielle, c'est-à-dire à la partie moyenne du tissu cellulo-adipeux sous-cutané, on rencontre un amas considérable de globules purulents au milieu desquels on ne peut plus distinguer ni les vésicules adipeuses, ni les travées qui les séparent.

Enfin à la partie la plus profonde les lobules adipeux reparaissent, mais leurs travées sont un peu épaissies, et on voit les vaisseaux des lobules entourés de leucocytes. Dans la couche périostique (nos coupes allant jusqu'à l'os en ce point), la partie la plus externe ou fibreuse, paraît être le siége d'une prolifération très-active. Les cellules de ses faisceaux conjonctifs forment de longues files parallèles. Sur la limite superficielle, on trouve de petits amas assez nombreux de véritables cellules embryonnaires.

Peau de la première phalange du doigt médius. — Inflammation moins aiguë.

A un faible grossissement, on reconnaît que le derme est un peu moins épais que dans les parties décrites au paragraphe précédent, et qu'il présente à son union avec le tissu cellulo-adipeux une ou plusieurs bandes épaisses, fibreuses, fortement colorées en rouge.

Dans le tissu cellulo-adipeux sous-cutané, on retrouve ces tractus épais colorés en rouge, mais il n'y a plus ces amas extrêmement abondants de leucocytes occupant presque tout le champ du microscope.

A un fort grossissement, l'épiderme présente les mêmes altérations que précédemment.

Le derme formé de faisceaux très-épais et ondulés a des vaisseaux qui se distinguent difficilement, mais qui ne paraissent pas entourés de leucocytes. Les glandes sudoripares sont englobées par le derme sclérosé qui se prolonge beaucoup au-dessous d'elles, et forment par leur enroulement des petits corps assez facilement reconnaissables, autour desquels on aperçoit de nombreuses traces d'irritation ; on y distingue des îlots de cellules embryonnaires. La cavité de ces glandes est remplie de cellules épithéliales.

Au-dessous de la couche des glandes sudoripares, on trouve ces bandes fibreuses, ce prolongement du derme que nous avons signalé, et qui est formé par des faisceaux ondulés de tissu fibreux comme ceux d'un tendon.

Dans le tissu cellulo-adipeux, les travées conjonctives qui limitent les lobules adipeux sont considérablement augmentées de volume. Celles qui sont parallèles à la surface de la peau forment de larges bandes fibreuses qui constituent, pour ainsi dire, un derme supplémentaire dans le tissu adipeux sous-cutané. Au lieu d'un tissu conjonctif lache, on y voit d'épais faisceaux de tissu fibreux ondulés, dans lesquels les vaisseaux congestionnés sont dessinés par les amas de leucocytes qui les entourent. Au contraire, les travées perpendiculaires ou obliques au derme, sont moins épaisses et ne présentent pas cet état congestif. Les lobules adipeux séparés les uns des autres par ces épaisses travées, ont leurs capillaires congestionnés et entourés de leucocytes. On les voit très-distinctement par transparence à travers les vésicules adipeuses.

Peau de la deuxième phalange du médius gauche. — Le derme présente à peu près le même état sclérosé ; mais l'altération s'étend un peu moins profondément ; elle ne dépasse pas la couche des glandes sudoripares, et on ne retrouve plus cette bande fibreuse caractéristique au-dessous d'elles.

Les travées du tissu cellulo-adipeux sont presque normales, mais on constate encore la congestion des vaisseaux des lobules adipeux.

On voit que pour le médius l'altération va en décroissant en approchant de l'extrémité du doigt.

Peau de l'annulaire gauche, inflammation chronique. Sur des coupes prises à la base du doigt, on trouve les caractères suivants :

Le derme scléreux est considérablement épaissi et comprend les glandes sudoripares dans l'épaisseur de ses faisceaux qui se prolongent dans le tissu cellulaire sous-cutané.

Au-dessous du derme, au lieu de lobules adipeux parfaitement limités, on ne trouve plus que de petits groupes isolés plus ou moins volumineux de vésicules adipeuses. Ces groupes ne sont parfois formés que de deux ou trois vésicules. Dans certains points le tissu cellulo-adipeux a complètement disparu, et se trouve remplacé par des faisceaux de tissu fibreux parallèles à la surface du derme pour les plus gros, et s'entrecroisant dans tous les sens pour les plus petits.

Autour des lobules qui commencent à être envahis par le processus, on voit une large couronne de tissu conjonctif fibreux qui envoie dans leur intérieur des espèces de tractus conjonctifs assez épais, divisant les lobules en un certain nombre de segments secondaires. Ces faisceaux conjonctifs péri et intralobulaires renferment un grand nombre de cellules embryonnaires ayant probablement leur origine dans la multiplication des éléments fixes du tissu conjonctif qui sont gonflés, volumineux et forment des groupes compacts.

On a, en un mot, le tableau d'une irritation diffuse du tissu conjonctif péri et intralobulaire.

Sur d'autres coupes les lobules adipeux les plus intacts ont néanmoins leurs vaisseaux fortement congestionnés et remplis de globules sanguins.

En certains endroits les cellules irritatives semblent suivre le trajet des vaisseaux.

Nous voyons que sur ce doigt on retrouve comme pour le médius, dans le derme et la couche papillaire, les épais faisceaux fibreux que nous avons signalés et décrits, mais qu'on ne constate pas dans ces points, d'une façon nette, la prolifération des éléments.

Des coupes portant sur la phalange unguéale de l'annulaire indiquent les particularités suivantes :

La sclérose du derme ne dépasse pas la couche des glandes sudoripares ; à partir de ce niveau on trouve de la graisse, mais il n'existe pas de lobules réguliers et arrondis ; il y a plutôt une infiltration diffuse de vésicules adipeuses au milieu de faisceaux conjonctifs entrecroisés dans tous les sens.

Au niveau de la matrice de l'ongle, le derme présente la sclérose la plus accusée que nous ayons rencontrée jusqu'ici. Il n'y a sous l'ongle que du tissu fibreux très-dense, dont certains faisceaux atteignent jusqu'à 6 et 12 cent. de millimètre. Cet épaississement se poursuit dans les papilles de la matrice de l'ongle, où on retrouve très-difficilement les anses vasculaires. Il y a une altération vésiculeuse très-accusée de la couche muqueuse de la matrice dans toute son étendue.

Petit doigt gauche. — Coupe totale. — On distingue en allant de la superficie vers la profondeur *à un faible grossissement* les détails suivants :

L'épiderme peu épais est détaché par places.

La couche papillaire est fortement colorée en rouge.

Le derme ne paraît pas avoir une épaisseur plus considérable qu'à l'état normal, et n'englobe plus les glandes sudoripares qui sont situées au-dessous de lui.

Le tissu cellulo-adipeux est assez abondant à la

face palmaire, et manque à la face dorsale. A la face palmaire, il forme une masse sans lobules séparés. Vers sa face profonde cette couche paraît sclérosée, se colore en rouge et ne se distingue pas nettement de la couche périostique.

La couche périostique ne forme pas, autour de l'os, une bordure nettement accusée comme à l'état normal.

Enfin, on trouve au centre la coupe de l'os, dans laquelle la couche périphérique de tissu compacte n'existe plus, les aréoles de tissu spongieux semblant en contact direct avec le périoste. L'os entier ne présente plus à ce grossissement que quelques travées irrégulières disséminées [au milieu d'une graisse abondante.

A une étude plus minutieuse on constate que :

L'épiderme est altéré ; la couche cornée est soulevée par places, tombée dans d'autres ; presque toutes ses cellules sont vésiculeuses.

Dans le derme, on ne trouve plus ces épais faisceaux de tissu fibreux sur lesquels nous avons tant insisté dans nos préparations précédentes, ce qui fait que la couche des glandes sudoripares occupe sa place habituelle, le tissu adipeux sous-cutané.

Les vaisseaux du tissu cellulo-adipeux sont congestionnés, remplis de globules sanguins, et souvent, autour d'eux, on rencontre de petits groupes de cellules embryonnaires. Cet état congestif et cette irritation sont surtout marqués dans les parties profondes, au voisinage du périoste. Dans ces points, les vésicules adipeuses elles-mêmes sont entourées par places de couronnes de cellules embryonnaires.

C'est au niveau du périoste que l'état inflammatoire est le plus caractérisé. On y voit des vaisseaux qui se dessinent surtout par les traînées de cellules embryonnaires qui les entourent. Au milieu des divers faisceaux du tissu fibreux qui enveloppent la partie osseuse restante, on reconnaît, disséminés çà et là, de petits foyers de cellules embryonnaires. L'irritation caractérisée par la présence de ces éléments est très-diffuse, et, à côté de points absolument sains, on en trouve d'autres très-altérés, sans qu'on puisse découvrir la raison de cette irrégularité dans le processus. Notons, cependant, que ces foyers d'irritation se montrent souvent tout à fait au voisinage de l'os. Dans certains endroits, au contraire, les faisceaux du périoste sont séparés les uns des autres par des traînées de vésicules adipeuses. Peut-être, la présence de ces vésicules n'est-elle que la trace du processus irritatif que nous venons de décrire, processus qui se serait peu à peu éteint, et aurait donné lieu à la formation de ces dépôts adipeux, dans ce tissu où ils n'existent pas d'ordinaire.

Le tissu osseux est formé de travées très-irrégulières, laissant entre elles de larges aréoles remplies de vésicules adipeuses, au milieu desquelles on ne rencontre que peu de cellules embryonnaires, disposées surtout sur les bords des travées osseuses, ou autour des vaisseaux qui traversent la graisse. Dans les travées osseuses, presque tous les ostéoplastes ont un noyau qui se colore fortement en rouge ; ils semblent avoir perdu leurs prolongements. La coupe des canaux de Havers est très-élargie, et généralement le vaisseau qui y est contenu est entouré ou de vésicules adipeuses, ou de cellules embryonnaires.

De cet examen, il semble résulter qu'il s'agit là d'un processus irritatif très-lent qui se développe par petits foyers, dans le périoste comme dans l'os, et les autres parties plus superficielles, et qui semble s'éteindre à mesure qu'il apparaît.

Sur ces coupes totales du petit doigt de la main gauche, nous avons observé en deux ou trois endroits, la *gaîne d'enveloppe des filets nerveux*, remplie de ces mêmes amas disséminés de cellules embryonnaires. Par contre, les vaisseaux ne nous ont pas présenté d'altération irritative.

Os de l'annulaire gauche. — Partie n'ayant pas subi cette atrophie remarquable constatée au petit doigt. — Les particularités qu'on observe dans ces os portent sur les points suivants :

Les aréoles du tissu spongieux plus régulières et moins volumineuses que celles du petit doigt, renferment dans certains points, surtout au voisinage des articulations, presque exclusivement des cellules embryonnaires. On y trouve relativement peu de vésicules adipeuses. Il y a évidemment une inflammation plus accusée et moins avancée de la moelle embryonnaire.

Les travées osseuses nettement dessinées ont leurs ostéoplastes absolument normaux ; on distingue très-bien les lamelles concentriques du tissu compacte.

Les canaux de Havers sont presque partout remplis de cellules embryonnaires ; cependant, par places, on trouve des îlots de vésicules adipeuses semés de petits foyers de cellules embryonnaires.

Cet os présente donc une inflammation généralisée, plus récente que celle de la partie osseuse du petit doigt.

Articulation métacarpo-phalangienne de l'annulaire. — Sur une coupe, on voit les deux surfaces articulaires reliées l'une à l'autre, par un tissu fibreux très-dense ; tout cartilage a disparu ; dans d'autres articulations, qui paraissaient réunies par un cercle osseux péri-articulaire, nous avons pu constater qu'il s'agissait seulement de dépôts calcaires, existant à la périphérie d'un tissu fibreux unissant assez âgé.

Langue. — Dans la langue on observe une altération vésiculeuse de l'épithélium de la couche de Malpighi, et un épaississement du tissu fibreux du chorion, dont les faisceaux, très-denses, se prolongent entre les fibres musculaires qui sont ainsi séparées par des travées fibreuses très-épaissies ; disons que cette sclérose ne dépasse pas la superficie de la couche musculaire, et n'a guère qu'une épaisseur de 2 à 3 millimètres. Les papilles de la langue sont aussi fortement sclérosées.

Muscles. — L'examen des muscles, de l'éminence thénar, hypothénar, ainsi que celui des fléchisseurs, n'a démontré aucune altération sur des coupes que nous avons faites, après durcissement dans l'acide picrique. C'est là une confirmation de l'examen à

l'état frais, où après dissociation, on pouvait distin-'
guer très-nettement la striation transversale, et
où on n'a pu trouver aucune trace ni d'inflammation, ni de dégénérescence.

Moelle et nerfs. — La moelle examinée après durcissement dans l'acide chromique, ne nous a offert
aucune altération, et ce résultat a été vérifié par
MM. Charcot et Pierret, qui ont bien voulu nous
donner leur avis dans cet examen délicat.

Les nerfs du bras, à différents endroits de leur
trajet, dissociés et examinés à l'état frais, ne nous
ont offert aucune lésion appréciable. Il n'y avait
pas de multiplication de noyaux dans la gaîne de
Schwann.

Au petit doigt, comme il a déjà été dit, après
durcissement dans l'acide picrique, nous avons vu,
à différents endroits, la gaîne d'enveloppe des filets
nerveux terminaux, remplie d'amas disséminés de
cellules embryonnaires.

Dans le mémoire de Rasmussen (1), il est fait
mention de cinq autopsies de sclérème qui sont
dues à Förster, Köhler, Gintrac, Auspitz et à Arning. Nous allons rapporter les points saillants de
la description de ces auteurs, que nous empruntons au mémoire de Rasmussen; nous omettrons

____

(1) Loc. cit.

comme lui le fait de Gintrac qui n'offre rien de remarquable :

« *Malade de Förster* (1861). — Les parties altérées de la peau étaient jaunâtres ou brunes, extrêmement dures, presque aussi difficiles à couper que du cuir. Le chorion et le tissu connectif sous-cutané avaient l'aspect d'une surface blanche, homogène, lisse; mais, à un examen plus attentif, on apercevait une couche supérieure plus uniforme, se distinguant de l'inférieure qui paraissait plus réticulée. Le chorion même était un peu plus épaissi, grâce à l'hypertrophie de son tissu connectif normal, mais la membrane sous-cutanée formait une couche uniforme, ferme, semblable au chorion, par suite de la disparition de la graisse dans les mailles du tissu connectif; les parois des mailles même étaient épaissies, et comme, en même temps, les filaments qui portent d'ordinaire les cellules adipeuses étaient également hypertrophiés, le réseau du tissu connectif était transformé en une masse compacte.

« Les filaments élastiques de la peau et du tissu connectif semblaient également hypertrophiés. Les papilles du chorion, les glandes de la peau et les poils étaient intacts, mais ces derniers étaient en très-petit nombre. Les vaisseaux capillaires étaient moins nombreux qu'à l'état normal, mais sans altération apparente. Les nerfs étaient à peine visibles, comme s'ils étaient couverts par le tissu connectif, augmenté de volume. Le tissu sclérosé était intimement uni aux muscles, aux fascias et aux tendons sous-jacents. »

« *Fait de Köhler*. — Dans le fait de Köhler, la sclérose est bien plus prononcée dans les couches les plus profondes du tissu connectif sous-cutané, celui-ci formant avec le chorion un tissu ferme et comme tendineux. Le microscope permit de constater l'existence d'une très-petite quantité de graisse, et un épaississement considérable du tissu connectif, sans diminution des filaments élastiques, et sans accroissement des capillaires. »

« *Le malade d'Auspitz* (1863) mourut de la maladie de Bright, que l'on suppose s'être manifestée après l'affection de la peau. Le chorion paraissait plus dense et plus ferme, et le microscope permit de découvrir un grand développement du tissu connectif légèrement hypertrophié. Il y avait moins de graisse que dans l'état normal, les orifices des vaisseaux dans les papilles étaient élargis. Le réseau de Malpighi était très-fortement coloré, comme chez le nègre, et l'on retrouvait du pigment dans l'épithélium des follicules sudoripares et adipeux, ainsi que dans l'enveloppe extérieure des poils. On rencontrait dans les vaisseaux cutanés, jusqu'au milieu du chorion, des granulations pigmentaires, au milieu de leurs parois ou dans le tissu connectif adjacent. »

« *Dans le cas d'Arning*, l'épaississement était borné au chorion, et le tissu connectif sous-cutané était complètement intact. Au microscope on constata un énorme développement du tissu connectif, les papilles et leurs orifices capillaires étaient à l'état normal. Tout près des papilles se trouvaient des réseaux de filaments élastiques, dont l'épaisseur

Lagrange.   4

variait avec les degrés de la sclérose ; les glandes et les poils ne présentaient rien de particulier ; le tissu élastique avait subi un accroissement anormal dans certaines muqueuses, telles que la luette et les parois latérales et postérieures du pharynx. A la face et à la nuque, le tissu connectif s'était uni au fascia superficialis en formant comme une masse cicatricielle qui allait jusqu'à l'os. »

Dans l'examen du doigt qu'a pu faire M. Verneuil, nous y voyons que (1) : la peau, sans avoir beaucoup augmenté d'épaisseur, semble fusionnée avec le tissu cellulaire sous-cutané, lequel est lui-même soudé avec les parties profondes. Cette couche celluleuse est devenue œdémateuse, s'est indurée, et accrue surtout du côté palmaire, jusqu'à tripler ou quadrupler d'épaisseur. Il est dit que les tractus fibreux sont épaissis, opaques, grisâtres et criant sous le scalpel, enfin, qu'on retrouve sur leur coupe l'aspect des tissus chroniquement enflammés.

Pour ce qui est des articulations, elles sont atteintes de fausse ankylose, produite par des brides cellules fibreuses, courtes et fortes, étendues d'une surface articulaire à l'autre ; les synoviales n'existent plus qu'à l'état de vestige, mais les cartilages sont conservés. Les os paraissent sains ; rien d'anormal dans les nerfs et les vaisseaux.

Au microscope M. Verneuil, outre les vésicules graisseuses, très-inégales et d'abondantes gouttelettes huileuses libres, n'a pu guère reconnaître :

(1) Gazette hebdomadaire, 1863.

« qu'un tissu fibroïde à faisceaux confus, empâtés de matière amorphe, qui traité par l'acide acétique, devient transparent et montre de nombreux noyaux fibro-plastiques. »

Dans l'ouvrage du Dr Isidor Neumann (1), nous trouvons trois observations de sclérodermie avec examen anatomique partiel. L'une est due à Rossbach, et émane des Archives de Virchow, 50e volume; l'autre appartient au Dr Fieber, et la troisième est de Neumann. Ces auteurs ont sectionné chacun un morceau de peau à leur malade, et voici les faits intéressants qu'ils relèvent :

Rossbach a remarqué une augmentation du pigment, et une formation considérable de cellules cornées dans la profondeur de l'épiderme. Il signale la disparition de la graisse dans le tissu cellulaire sous-cutané, et l'hypertrophie des muscles lisses de la peau.

Fieber a trouvé des granulations pigmentaires dans les cellules de Malpighi, une sclérose considérable dans le tissu conjonctif, avec disparition de la graisse, et une grande richesse de cellules conjonctives qui sont disposées en traînées ou par îlots. Il a vu de gros faisceaux nerveux.

Quant à Neumann, il relate aussi un épaississement du tissu conjonctif avec disparition de la graisse. Les cellules ne sont pas pigmentées. Par places, le tissu graisseux a disparu, et se trouve remplacé par du tissu analogue au tissu cicatriciel. Il insiste sur une hyperplasie cellulaire qui existe

(1) Lehrbuch der Hautkrankheiten von Isidor Neumann, 2e édition, 1873.

dans la profondeur de la peau. Cette hyperplasie cellulaire apparaît surtout autour des glandes sudoripares. Il note aussi l'hypertrophie des muscles lisses que le premier il a signalée dans d'autres affections de la peau, et l'atrophie des vaisseaux dans la couche papillaire. Il fait remarquer qu'une véritable disparition des vaisseaux n'avait pas encore été décrite avant lui, et qu'elle paraît due, dans ce cas, à l'accroissement du tissu conjonctif autour des vaisseaux.

Le traité des maladies de la peau par Ferdinand Hebra, traduit par le Dr Doyon, et dont le fascicule 1, tome second, vient de paraître (1874) contient un article sur la sclérodermie. Au chapitre Anatomie et nature, on trouve l'examen microscopique d'un fragment de peau indurée que F. Hebra a enlevé sur le bras de la femme Schira dont il donne l'observation dans les pages précédentes. Voilà ce que cet examen contient en résumé :

L'épiderme est normal. Les papilles ne sont pas altérées quant à leur forme, mais leur tissu conjonctif est très-dense. Ce réseau dense de tissu conjonctif qui n'appartient habituellement qu'à la couche supérieure de la peau se prolonge ici dans le tissu sous-cutané où le réseau à larges mailles, renfermant dans ses aréoles des amas de cellules graisseuses a complètement disparu.

Il n'y a plus, jusqu'à la couche musculaire, qu'un feutrage dense de tissu conjonctif et de fibres élastiques.

Dans le tissu sous-cutané, les cellules graisseuses sont plus rares, comprimées et emprison-

nées étroitement par les faisceaux de tissu conjonctif qui sont fortement serrés les uns contre les
autres.

Les glandes sébacées, sudoripares, les follicules
pileux, les muscles dits arrectores pilorum sont
parfaitement sains.

Les vaisseaux sont nombreux, mais rétrécis et
étroitement emprisonnés par des tractus conjonctifs. Par places et suivant de grandes étendues,
les vaisseaux sont enveloppés de cellules lympha-
tiques qui sont accumulées dans l'espace lym-
phatique périvasculaire (espace adventice). On
trouve aussi en certains points des accumulations
de cellules dans les mailles du réseau du derme,
sans pouvoir constater au centre de ces accumulations la présence d'un seul vaisseau.

Tous ces faits s'accordent assez généralement à
relever l'épaississement du chorion, et le plus généralement aussi l'épaississement considérable du
tissu connectif sous-cutané, avec diminution de la
graisse dans les mailles de ce tissu connectif. Arning ne mentionne dans son cas que l'épaississement du chorion, le tissu cellulaire sous-cutané
étant complètement intact. Rossbach et Fieber par-
lent de granulations pigmentaires dans les cellules
du corps muqueux de Malpighi. De plus, Rossbach
et Neumann ont rencontré l'hypertrophie des muscles lisses de la peau.

Quant à ce qui est des vaisseaux et des nerfs,
les uns ont trouvé les vaisseaux capillaires moins
nombreux, mais non altérés, d'autres les ont vus
rétrécis et englobés par le tissu conjonctif dense

ambiant ; enfin, certains autres ont noté leur élargissement dans les papilles. Pour les nerfs, Forster dit qu'ils étaient à peine visibles, comme couverts par le tissu connectif augmenté de volume. M. Verneuil n'a rien trouvé ni dans le névrilème, ni dans le périnèvre, pas plus que dans les faisceaux nerveux et les tubes primitifs. Dans son cas, les vaisseaux ne paraissent rien offrir d'anormal.

Il semble y avoir une certaine entente sur l'état des vaisseaux qui paraissent diminués de calibre tout au moins dans la généralité de ces cas avec examen anatomique. Nous avons signalé à plusieurs reprises combien il était difficile d'apercevoir la lumière des vaisseaux du derme. Les anses papillaires dans beaucoup de nos préparations, non entourées de leucocytes, étaient difficiles à distinguer. Mais laissant cette question des vaisseaux et des nerfs, il y a une chose avérée, certaine, constatée par tous ces éminents observateurs, c'est l'induration et l'épaississement du derme et du tissu cellulaire sous-cutané, qui présentait, comme le dit M. Verneuil, l'aspect des tissus chroniquement enflammés.

Contentons-nous donc pour le moment d'enregistrer ce résultat, et revenons à l'examen que nous avons fait de notre cas.

Nous avons, comme on peut le voir, en rapprochant la partie clinique de la partie anatomique, examiné la peau dans différentes régions : au niveau du deuxième métacarpien gauche, là où siégeait l'inflammation la plus récente, aiguë, entée sur le processus chronique, et au niveau du doigt médius, de l'annulaire et de l'auriculaire, là où de plus en plus l'affection revêtait sa forme chronique, afin de chercher à saisir la maladie dans sa marche progressive.

Les détails très-circonstanciés dans lesquels nous sommes entré vont nous dispenser d'y revenir très-longuement. Nous voyons partout des traces d'un processus irritatif qui s'étend plus ou moins profondément. Dans certains points, les glandes sudoripares sont englobées dans le derme, et il y a au-dessous d'elles, comme une bande fibreuse dermique très-épaisse ; le tissu cellulo-adipeux est épaissi, offre des traces d'irritation, segmente les lobules adipeux qui sont congestionnés. Le périoste aussi présente souvent des traces d'inflammation, ainsi que les os. Dans quelques endroits, on trouve l'altération plus marquée au voisinags de l'os et du périoste que dans le derme, et dans la couche cellulo-adipeuse, comme au petit doigt, par exemple.

Les cellules de l'épiderme, granuleuses par places, présentent parfois l'aspect vésiculeux. Presque partout des cellules embryonnaires et plus ou moins de leucocytes qui semblent suivre le trajet des vaisseaux peu nombreux comparativement à l'état normal.

Il n'en faut pas davatage, ce nous semble, pour assurer qu'il s'agit là d'un processus irritatif qui occupe ou a occupé, successivement ou en même temps, les différents tissus qui s'étendent de la peau jusqu'à l'os. C'est donc bien un état inflammatoire plus ou moins chronique de ces éléments, et si la lésion n'est pas uniforme, c'est qu'on a affaire à des processus d'âge différent. C'est ainsi que dans

la coupe totale du petit doigt dont nous avons
donné l'analyse, nous voyons le périoste présenter
là une inflammation très-marquée qui se produit
par des traînées de cellules embryonnaires autour
des vaisseaux, ailleurs des amas irréguliers de vésicules adipeuses qui ne sont assurément, comme
nous l'avons fait pressentir, que le reliquat d'un
processus irritatif ; c'est ainsi que le tissu cellulo-
adipeux qui présente dans toutes nos préparations
des signes non douteux d'irritation, ne les présente pas, comme nous l'avons vu, partout au même
degré.

Mais outre la différence d'âge des éléments, un
point qui nous a frappé est la dissémination des
foyers irritatifs, la marche irrégulière de ce processus qui semble ne pas envahir un tissu en totalité, mais procéder par poussées, par îlots disséminés. Nous avouons ne pas avoir bien saisi
l'irrégularité de cette marche.

L'examen de la langue qui nous a montré la
même altération qu'à la peau, c'est-à-dire la sclérose du chorion, l'altération vésiculeuse de la couche de Malpighi, nous indique aussi là un processus
irritatif ; mais un processus peut être plus régulier. Nous avons vu que l'altération ne dépasse pas
la première couche des fibres musculaires.

Notre fait concorde assez bien avec les divers
examens que nous avons rapportés, et dans lesquels nous voyons cette unanimité à proclamer
l'hypertrophie du tissu connectif normal du chorion et la fermeté de la membrane sous-cutanée,
qui était devenue semblable au chorion, comme

dans l'observation de Förster. Nous n'avons pas remarqué la présence de pigment ni l'hypertrophie des muscles lisses.

Il n'y a aucun doute à cet égard; il s'agit d'un processus inflammatoire très-chronique sur lequel se sont développées, à certaines époques, des poussées aiguës.

Mais est-ce une inflammation spéciale, qui a sa caractéristique anatomique? Telle est la question que nous pouvons nous poser maintenant.

Il est permis, je crois, avec les recherches anatomiques modernes, de pousser l'investigation un peu plus loin. La question des dermites et de l'érysipèle était chose peu connue, il n'y a encore que quelques années, lorsque M. Vulpian, en 1868, fit part, dans les *Archives de physiologie*, du résultat de ses recherches sur l'anatomie pathologique de l'érysipèle. Il annonça que la peau, dans cette maladie, était infiltrée d'une grande quantité de globules blancs qui s'accumulaient dès le début le long des vaisseaux sanguins. La même année, MM. Volkmann et Steudner firent la même remarque.

Enfin, ces recherches ont été reprises depuis, et M. J. Renaut, interne distingué des hôpitaux, dans la séance du 29 mars 1873 (Société de biologie), présenta une note sur l'anatomie pathologique de l'érysipèle. M. Renaut a depuis poursuivi ses recherches sur ce point, et en a fait le sujet de son mémoire pour le concours de la médaille d'or 1873.

Nous avons eu ce travail entre les mains, et nous ne saurions trop remercier M. Renaut de l'obli-

geance avec laquelle il a mis son manuscrit à notre
disposition.

Dans ce mémoire très-savant et admirablement
rédigé, M. Renaut étudie la question de l'érysipèle
et de l'œdème chronique. Après avoir mentionné
les travaux de ses devanciers, et signalé l'épaississement et l'augmentation de cohésion de la peau,
ainsi que son adhérence au tissu adipeux sous-cutané, l'auteur passe à l'examen microscopique de
la peau atteinte par l'érysipèle :

« Le premier fait qu'on observe, dit-il, est l'infiltration de la peau par les globules blancs, signalée
par M. Vulpian, et par MM. Volkmann et Steudner.
Comme ces derniers l'ont fait remarquer avec raison, cette infiltration se fait tout d'abord le long
des vaisseaux sanguins qui sont dilatés et forment
une belle injection naturelle..... Sur les points où
l'érysipèle offre une grande intensité, l'infiltration
de globules blancs cesse d'être limitée au pourtour
des vaisseaux sanguins. Elle a lieu dans tout le
derme. On voit alors les petites cellules s'insinuer
entre les faisceaux du tissu conjonctif, les recouvrir
par places, se disposer en séries, en îlots. . . . .
« Ce phénomène d'infiltration du derme constitue
dans l'érysipèle le premier terme de l'inflammation,
et il est dû à la même cause, la congestion exces-
sive du réseau vasculaire sanguin. Un second
terme nous reste à chercher actuellement, à savoir
l'existence de la prolifération des cellules fixes, qui,
réunie à l'œdème inflammatoire, peut seule nous
permettre d'affirmer que l'érysipèle est une inflam-

mation de la peau, et non un cas particulier de l'œdème de cette membrane.....

« Je crois avoir été le premier à démontrer par mes préparations l'existence de la prolifération des cellules fixes du tissu conjontif qui se rencontre toujours dans les érysipèles en pleine activité.

« C'est surtout dans les parties profondes du derme, *dans le tissu conjonctif qui avoisine le tissu adipeux* qu'on la rencontre ordinairement. ; . . . .

« Avec un peu d'attention, il est facile de suivre, sur de bonnes préparations, tous les états intermédiaires entre les cellules fixes du tissu conjonctif et les cellules embryonnaires qui résultent de leur segmentation successive. Rien du reste n'est plus aisé que de distinguer au début les cellules plates en prolifération, des globules blancs infiltrés dans le derme, les dimensions de ces derniers étant trois ou quatre fois moindres, et leurs petits noyaux n'ayant jamais l'apparence vésiculeuse. »

Poursuivant ces citations, nous voyons plus loin :

« Le tissu adipeux sous-cutané prend à l'inflammation de la peau une part considérable, dès que l'érysipèle a acquis son maximum d'intensité. . . .
. . . . Dans les portions de peau les plus malades, on trouve constamment les vésicules adipeuses séparées les unes des autres par d'épaisses travées de tissu embryonnaire. Ces caractères sont identiques à ceux qu'on détermine dans le tissu adipeux par les irritations expérimentales. Il y a donc bien là une véritable inflammation du tissu adipeux avec multiplication de ses éléments. . . . .

« Dans la partie moyenne du corps muqueux de Malpighi on observe toujours dans l'érysipèle cette altération des cellules, que MM. Cornil et Ranvier ont désignée sous le nom d'atrophie des noyaux par dilatation des nucléoles. »

M. Renaut résume ensuite, après cette description, sa pensée, en disant :

« On voit donc que l'érysipèle ne produit dans la peau aucune lésion absolument caractéristique, mais bien une inflammation commune avec dermite, fort peu différente de celle qu'on provoquerait en déterminant dans le derme une irritation expérimentale. »

Nous avons tenu à citer ces différents passages, parce qu'ils nous intéressent au plus haut point, et que nous pouvons actuellement préciser un peu plus notre processus et rapprocher dans de certaines limites le cas qui a été soumis à notre étude de ceux qui ont servi de base au mémoire de M. Renaut.

Nous trouvons chez notre sclérodermique l'accumulation des globules blancs et des cellules embryonnaires autour des vaisseaux ; nous y voyons les éléments proliférer d'une façon certaine ; le processus, il est vrai, est beaucoup plus avancé, et nous ne le trouvons plus dans beaucoup d'endroits qu'à l'état de maturité complète ou de régression : c'est ainsi que le derme ne se fait en général remarquer que par l'épaississement de ses faisceaux conjonctifs ; on y trouve à sa partie profonde cette bande fibreuse, tendineuse, qui englobe presque partout les glandes sudoripares, excepté au petit

doigt, doigt le plus atrophié, où ces divers éléments
sont peut-être en état de dégénérescence graisseuse
accomplie ; on y saisit plus rarement les cellules en
état de segmentation active, mais il est probable que
nous avons dépassé l'âge de l'état embryonnaire,
et que nous avons affaire, dans beaucoup d'endroits, à un tissu fibreux déjà vieux et complètement constitué.

Nous retrouvons aussi dans notre cas l'altération vésiculeuse des cellules de la couche de Malpighi, qui a été signalée dans diverses préparations. Mais s'il y a des points communs, il y a, et
cela ressort de la longue description que nous
avons donnée, des différences notables. D'abord
notre processus est beaucoup plus irrégulier, plus
chronique, et là même où la partie est le siége
d'une poussée aiguë, comme au niveau du deuxième
métacarpien de la main gauche, on ne trouve pas
cette prolifération des cellules fixes, et cet amas de
leucocytes dans le derme, aussi caractérisés, aussi
nets que dans l'érysipèle. Fieber, Neumann et Hebra
ont signalé une hyperplasie cellulaire, et ce qui les
a frappés, comme nous du reste, c'est surtout
l'épaisseur et la densité des faisceaux conjonctifs.

Il y a donc aussi dans notre cas, comme dans
l'érysipèle, une dermite ou une cutite avec inflammation du tissu cellulaire sous-cutané, sans réti-
culum fibrineux, mais une dermite à forme essen-
tiellement chronique et irrégulière, *ce qui pourrait
peut-être la caractériser anatomiquement*, et qui gagne
en profondeur comme nous allons le voir.

Il n'y a pas, en effet, chez notre malade que la

peau et le tissu cellulaire sous-cutané qui soient
atteints ; nous y voyons aussi le périoste, les os et
les articulations présenter les signes d'une inflam -
mation disséminée comme dans les autres tissus,
d'une inflammation, soit à la période d'état, soit à
la période de régression. Nous avons vu le périoste
se détacher facilement de l'os qui présentait même
à l'œil nu des traces évidentes d'inflammation ; à
l'examen microscopique, ce périoste offre par places
des traînées de cellules embryonnaires autour de
ses vaisseaux ; dans d'autres points, nous voyons
ces mêmes cellules amassées par petits foyers ;
ailleurs nous rencontrons des foyers de vésicules
adipeuses. Ce sont là les signes d'une inflammation
active, ou son reliquat, si nous ne nous trompons.
L'inflammation au petit doigt est autant, sinon
plus intense dans les parties profondes que dans les
régions superficielles : le tissu osseux est formé,
avons-nous dit, de travées très-irrégulières, laissant
entre elles de larges aréoles remplies de vésicules
adipeuses, au milieu desquelles on rencontre encore quelques cellules embryonnaires. Sur d'autres
os peu ou point atrophiés, on trouve aussi des
cellules embryonnaires dans les aréoles du tissu
spongieux, surtout au voisinage des articulations.
Les articulations elles-mêmes ont subi les lésions
de l'arthrite : ankyloses et disparition du cartilage ;
c'est là surtout le point intéressant de notre observation : *ces lésions articulaires et cette altération osseuse*
qui ont amené la disparition du tissu osseux, sans
que jamais aucun fragment se soit fait jour au
dehors. C'est cette atrophie osseuse, cette dispari-

tion presque complète des phalanges qui n'a pas encore été observée anatomiquement.

Comment expliquer ce phénomène ainsi que les diverses arthrites qui amènent ces ankyloses ? Nous en trouvons l'explication toute naturelle dans la marche du processus inflammatoire qui irait des parties superficielles aux parties profondes et gagnerait ainsi les os et les diverses articulations à proximité ou en continuité de tissu avec ces parties superficielles, et, en effet, les points les plus attaqués des os sont les phalanges là ou la peau est séparée des os par une moins grande épaisseur de parties molles. Ailleurs la lésion peut atteindre les autres petites articulations, mais elle n'amène pas cet état atrophique du tissu osseux qu'on n'observe qu'aux phalanges, comme il résulte de notre observation et de celles qui ont été citées précédemment.

Pourquoi ces lésions de périostite, d'ostéite et d'arthrite aboutissent-elles à l'atrophie des os, pourquoi ne remarque-t-on pas ces diverses productions osseuses qu'on rencontre, soit dans la périostite chronique ordinaire, soit dans certaines formes du rhumatisme chronique? Pourquoi ne trouve-t-on pas de nodosités, d'ostéophytes? Ce sont là des questions que nous ne pouvons que poser n'étant pas à même de les résoudre actuellement.

Qu'il nous soit permis de faire ici une remarque, c'est que nous pensons que ces altérations osseuses doivent exister à un degré quelconque dans presque toutes les sclérodermies avancées et que si elles n'ont pas été signalées jusqu'à présent d'une manière plus générale, c'est que l'attention n'a pas été encore assez attirée sur ce point.

Cette atrophie des os a, du reste, été décrite dans une autre affection qui a plus d'un rapport avec la sclérodermie, nous voulons parler de la trophonévrose ou aplasie lamineuse comme l'a dénommée Lande. Dans la thèse de mon ami Frémy, nous pouvons compter 15 observations dans lesquelles on signale une diminution de tous les diamètres d'une moitié de la face. On parle d'atrophie du squelette de différents os de la face, de résorption osseuse du frontal, des maxillaires, de l'os jugal et d'autres encore. Elles sont dans sa thèse sous les numéros II, V, VI, IX, XI, XIII, XIV, XV, XVI, XIX, XX, XXI, XXII, XXVII, XXVIII.

Par ce côté, il semble y avoir la plus grande analogie entre ces deux affections qui se manifestent par des altérations semblables, apparentes tout au moins, de la peau et des os, et pour achever de s'en convaincre, nous pourrions rapporter ici une observation d'Emminghaüs, qui a paru dans le *Deutsches Archiv für klinische Medicin*, 1872, et que mon ami M. Weill, interne à l'hôpital Rotschild, a eu la complaisance de nous traduire, si nous ne craignions trop de sortir de notre sujet. Contentons-nous de dire que par la lecture de cette observation très-bien prise (quoiqu'elle manque du contrôle de l'autopsie; nous n'avons pu, du reste, rencontrer un seul cas d'autopsie de cette dernière affection), il est impossible de ne pas être convaincu de l'atrophie osseuse qui ressort de mensurations nombreuses et très-précises. Nous ne suivrons pas,

il est vrai, l'auteur dans ses déductions et ses hypothèses, mais ce point commun d'altération de la
peau et d'atrophie osseuse peut déjà dès maintenant nous faire entrevoir qu'il pourrait bien y avoir
un certain degré de parenté entre la sclérodermie
et la trophonévrose.

SYMPTÔMES ET DIAGNOSTIC.

Notre étude étant surtout une étude d'anatomie
pathologique, nous ne rappellerons que brièvement
les symptômes qu'on rencontre dans cette affection,
ce point se trouvant traité assez en détail dans les
auteurs que nous avons cités en commençant.

Nous voyons dans les observations que nous
avons rapportées et dont quelques-unes ont déjà
été insérées en totalité ou en abrégé dans les thèses
de MM. Coliez et dans celle plus récente de M. Meil-
let (1), les signes connus et décrits, plus ou moins
accusés, de la sclérodermie : le masque de cire, de
marbre, le rétrécissement des orifices naturels,
l'induration de la peau et des tissus sous-jacents,
ainsi que celle de certaines muqueuses, comme la
langue ; nous y voyons ces diverses taches cicatricielles, blanchâtres, comme dans notre fait, des
arthropathies, des ulcérations et des bulles pemphygoïdes (fait de Dufour, 2e observation). Nous y trouvons de petites productions cornées, des durillons
dans les parties exposées au frottement. Tout cela
est chose connue aujourd'hui.

(1) Des déformations permanentes de la main au point de vue
de la séméiologie médicale, thèse de Paris, 1874.

Lagrange.   5

J'insisterai davantage sur les troubles articulaires et sur l'atrophie osseuse qui n'étaient pas
connus avant la communication de M. Ball et qui
ont plus d'un point commun avec le rhumatisme
articulaire chronique.

Je ne parlerai qu'en passant du lupus qui peut
arriver à produire un état rétracté des parties, une
perte plus ou moins considérable des téguments,
soit cutanés, soit même cartilagineux ou osseux,
mais il suffit d'avoir vu quelques cas de cette affection pour se convaincre que la méprise est difficile.
Cette maladie donne aux sujets un aspect singulier, elle détruit le nez d'une façon caractéristique,
la sclérodermie ne faisant que l'effiler, et s'attaque
de préférence à la face, sans envahir en même
temps d'une façon presque aussi constante le cou
ou quelque autre partie du corps et surtout les
extrémités. De plus, le lupus naît presque toujours
chez les scrofuleux.

Je ne m'arrêterai pas non plus à l'état désigné
sous le nom d'asphyxie des extrémités, asphyxie
locale, parce que s'il y a une rigidité particulière
de certaines portions du tégument, il y a en plus
un état de cyanose qui conduit au sphacèle, à la
gangrène sèche, et il sera facile de voir, en général, par la cicatrice que s'il y a eu perte d'une partie
de phalange, c'est par élimination et non par absor-
ption.

J'ai hâte d'arriver à la lèpre et au rhumatisme.

Dans la lèpre nous voyons que, au début, la
peau s'épaissit et devient luisante, puis, qu'il survient des éruptions bulleuses.

Plus tard (et nous empruntons cette description aux travaux de MM. Danielsen et Bœck, et Lamblin) (1), la peau s'épaissit encore plus et arrive à former des tubercules qui donnent au visage un singulier aspect.

Dans une troisième phase nous voyons survenir les ulcérations qui gagnent en profondeur et arrivent quelquefois à détruire jusqu'aux os qui se nécrosent et s'éliminent.

Il y a dans la lèpre, d'après la description qu'en donne M. Lamblin, une prolifération embryonnaire envahissante autour des vaisseaux, comme dans la sclérodermie, comme dans l'érysipèle, comme, en un mot, dans les dermites, mais on y rencontre des tubercules qui sont ainsi définis anatomiquement :

« Le tissu nouveau du tubercule a son point de départ dans les couches superficielles du derme et de là pousse des jetées qui s'enfoncent à la façon de pieux vers les couches sous-cutanées, formant ainsi comme des colonnes qui se terminent dans le tissu adipeux par des irradiations disséminées. » On remarque de plus : « un volume énorme des vaisseaux de la couche papillaire du derme, avec dilatations variqueuses et épaississement de leurs parois. »

S'il y a quelque apparence extérieure de ressemblance comme l'état luisant, l'épaississement de la peau et les bulles, on voit que l'état anatomique est tout différent dans ces deux affections. Mais il

(1) Lamblin, thèse de Paris, 1871.

y a bien d'autres caractères distincts ; c'est à peine
si dans quelques observations de sclérodermie on
a noté une diminution légère de la sensibilité, et
jamais dans la sclérodermie on n'assiste à ce mor-
cellement ulcéreux de l'individu. On voit des ulcérations comme dans le cas de Dufour, mais l'auteur insiste tout particulièrement sur le caractère
très-superficiel de ces ulcérations qui cicatrisées
sont remplacées par des durillons. Les os peuvent
disparaître, comme nous l'avons vu, mais sans
s'éliminer à l'extérieur, et on ne voit pas de ces
tubercules qui précèdent la période ulcérative.

Il n'y a pas dans la sclérodermie cette succession
de ces deux périodes, hyperesthésie et douleurs
sur le trajet des nerfs, puis anesthésie, qui ne
manquent jamais dans la lèpre. Et s'il y a quelquefois dans la sclérodermie des périodes doulou-
reuses, avec irradiations le long des nerfs, nous
pouvons expliquer ces phénomènes par le pince-
ment ou plutôt le retentissement des phénomènes
inflammatoires sur les extrémités nerveuses. Il en
est de même des bulles et des vésicules qui s'obser-
vent dans les deux cas. Nous avons vu la gaîne
d'enveloppe des filets nerveux terminaux du petit
doigt remplie d'amas disséminés de cellules embryonnaires. Il n'en faut pas davantage pour expliquer ces phénomènes sur lesquels nous revien-
drons dans un chapitre ultérieur.

On constate bien aussi l'existence des arthropathies dans les deux cas, mais un point important,
capital peut-être, est l'absence d'atrophie musculaire dans la sclérodermie, et ce détail a été noté

par nous avec soin , tandis que dans la lèpre on voit les muscles s'atrophier souvent d'une manière rapide et perdre leur contractilité. Dans notre cas les muscles étaient un peu grêles, mais le sujet était une femme, et ils ne semblaient pas atrophiés.

M. Bazin a donné à une forme de la lèpre le nom de sclérodermie lépreuse ; on voit cette variété constituée par des tuméfactions profondes du derme et de sa couche sous-cutanée à la suite desquelles la peau devient dure, résistante, et a perdu sa souplesse. Nous ne pouvons revenir sur ce que nous avons déjà dit, sur l'anesthésie, sur la présence constante de bulles pemphygoïdes et sur l'atrophie musculaire qui suffiront presque toujours à différencier la lèpre de la sclérodermie.

Nous arrivons à un point de diagnostic plus difficile : le rhumatisme. On connaît la prédilection d'une certaine forme de rhumatisme chronique pour les petites jointures. Cette affection arrive à produire aux extrémités des désordres considérables et à priver totalement de l'usage des membres. MM. Charcot, Vidal, Ball, Vergely, Garrod et autres nous ont donné de cette maladie des descriptions auxquelles il n'y a rien à ajouter :

« La peau, dit Vidal, presque toujours humide, souvent couverte d'une sueur visqueuse, est blafarde, couleur de vieille cire, à peine vasculaire, et paraît altérée dans sa structure ; dans la forme atrophique elle est lisse, tendue comme un gant, amincie, presque collée aux os. » D'autres auteurs ont fait la même remarque. S'il y a quelque rapport,

il y a, comme on va le voir, de grandes différences.
La peau est pâle, amincie, collée aux os, les plis
ont disparu, c'est vrai ; mais, et c'est un fait que
nous avons pu encore constater nous-même, il
n'y a pas longtemps à l'hospice de la Salpêtrière
dans le service de M. Charcot, il n'y a nulle part
dans le rhumatisme chronique, de ces taches brunes, rouges, de ces cicatrices soit linéaires, soit
autres ; toujours la peau peut glisser plus ou moins
sur les parties profondes, et elle est amincie plutôt
qu'épaissie, indurée, comme on le constate dans la
sclérodermie.

Les altérations articulaires sont bien plus com-
parables, il est vrai, à tel point qu'on pourrait se
poser la question suivante : la sclérodermie aux
extrémités ne serait-elle pas constituée par un processus qui, né des parties profondes, os ou articulations, gagnerait les parties superficielles, et arrive-
rait ainsi à amener les altérations de la peau qu'on
a signalées ?

Outre qu'on peut répondre par la marche clinique de l'affection qui procède par poussées suc-
cessives, commençant par du gonflement douloureux et de la rougeur superficielle, se chronifiant
et amenant à la longue la rétraction des doigts,
nous opposerons qu'on ne constate jamais dans le
rhumatisme chronique des altérations de la peau
aussi prononcées que dans la sclérodermie.

Il existe encore d'autres différences non moins
saillantes, comme les lésions de la sclérodermie à
la face qui sont presque constantes. Peut-on invoquer ici que la lésion de la peau et des muqueuses,

aux lèvres et à la langue, par exemple, provient d'une inflammation chronique articulaire quelconque?

Et même pour ce qui est des extrémités, nous voyons bien des déformations dans la sclérodermie, mais elles n'affectent pas les types connus de déformations du rhumatisme chronique qu'on trouve si bien décrits dans les travaux de Trastour, Charcot et Vidal. La rétraction dans la sclérodermie est bien plus régulière et semble provenir de la peau. Si nous rappelons d'autre part, que nous n'avons pas constaté la présence d'ostéophytes, ou cet état éburné des extrémités osseuses qui manquent rarement dans le rhumatisme, nous aurons ajouté encore un autre caractère différentiel à ceux déjà énoncés.

Nous sommes donc tenté de conclure que les arthropathies de la sclérodermie sont secondaires et procèdent, nous croyons, de l'altération de la peau.

Maintenant que nous avons défini anatomiquement le cas qui s'est présenté à nous, et que nous avons cherché à différencier la sclérodermie de certaines maladies qui ont avec elle plus d'un point de contact, il nous reste à essayer d'interpréter ce que nous avons vu.

NATURE.

Bien des pages ont déjà été écrites à propos de la nature de la sclérodermie; nous ne passerons pas toutes les opinions en revue depuis celle de

Forget qui en fit un chorionitis simple, jusqu'aux opinions plus modernes qui tendraient à y voir une altération trophique.

C'est qu'en effet plus on va, plus il semble que les arguments s'entassent, s'accumulent, pour plaider en faveur de cette dernière explication, et depuis l'érythème et le zona jusqu'aux lésions s'attaquant aux os et aux articulations, il n'est presque pas d'intermédiaire qui n'ait pu être expliqué par quelque altération nerveuse. La physiologie et la pathologie se sont donné la main sur ce terrain, ont rivalisé d'audace; le but a été même dépassé, et il est arrivé qu'en l'absence de preuves, on a créé des hypothèses plus ou moins ingénieuses. Je n'en veux pour garant que l'explication donnée par Emminghaüs à propos de son cas de trophonévrose avec plaques sclérodermiques au membre inférieur du même côté : comme il y a eu deux choses dans les antécédents de son sujet, une chute sur la tête et des maux de gorge antérieurs; il fait deux hypothèses : nous résumons à peu près ce qu'il dit : Chez notre malade qui a 18 ans, et qui en avait 14 lors de sa chute (les sutures osseuses sphénoïdo-occipitales et temporo-occipitales ne devenant osseuses qu'à l'époque de la puberté), il a bien pu arriver que le nerf trijumeau a reçu une lésion par l'ébranlement ou la contusion du crâne non encore immobilisé dans ses sutures (et l'on sait la *latence* que présentent pendant longtemps les affections cérébrales qui suivent une lésion traumatique). Ou bien, on peut penser, par suite des maux de gorge antérieurs, à une névrite progressive se propageant le long du névrilème ou de la carotide jusqu'au ganglion de Gasser ou à ses branches.

Pour les troubles du membre inférieur Emminghaüs se demande s'il n'y a pas eu là un pro-processus analogue à celui de la gorge, ou bien, si, à l'occasion de la chute, une lésion semblable à celle supposée au trijumeau n'a pas atteint un ou plusieurs ganglions intervertébraux des racines formant le plexus lombaire.

Je crois qu'il faut évidemment de la complaisance, pour accepter une pareille interprétation.

On doit tenir un grand compte des faits certains rassemblés par Paget, Mitchell, Charcot et autres, mais il ne faut pas se laisser déborder par l'enthousiasme et vouloir expliquer toutes les maladies par des troubles trophiques, en l'absence de preuves anatomiques.

Nous croyons, pour notre part, aux troubles dénommés de nutrition ; ils sont indéniables, et tous les jours nous en voyons surgir des exemples nouveaux : à la séance du 21 novembre 1873 (1), M. Charcot et après lui M. Chouppe attirèrent l'attention sur les fractures et les luxations spontanées chez les ataxiques. Depuis M. Heindenreich, interne de M. Richet, à la séance du 20 mars 1874, put citer un fait de ce genre (et on a, dans ces cas, par des autopsies antérieures, des raisons sérieuses de croire à une altération des cornes antérieures de la moelle.

(1) Société anatomique.

C'est chose jugée maintenant que les troubles trophiques, que les altérations de nutrition, résultant soit de lésions de la moelle épinière, soit de lésions nerveuses; mais, dans notre fait, malgré notre plus grand désir de rencontrer une lésion de la moelle, ou des principaux nerfs se rendant aux parties altérées, nous n'avons rien pu découvrir de semblable. La moelle était aussi intacte que possible, et, comme on a pu le voir, nous avons voulu, dans cet examen, avoir l'avis de personnes bien plus compétentes que nous, qui sont arrivées aux mêmes résultats. Les principaux nerfs des membres ont été trouvés absolument sans lésion aucune. Il en a été de même des muscles. Nous sommes donc obligé de tenir compte de cet examen négatif, et de rapporter la sclérodermie, ou tout au moins le cas que nous avons pu observer à une altération, à une inflammation primitive des surfaces cutanées et muqueuses, avec extension aux parties profondes.

La maladie est à peu près symétrique, nous dira-t-on; de plus, il y a dans certains cas des bulles, des vésicules qu'on peut rapprocher des altérations semblables, produites par les lésions nerveuses. Nous ne le nions pas, mais nous répondrons que notre malade a présenté des phénomènes bien curieux, pour qu'on puisse les rapporter à une altération centrale, ou tout au moins, à une altération sur le trajet des nerfs. Il faudrait admettre, pour ne citer que l'exemple de la main gauche, qui a été beaucoup plus étudiée que les autres parties du corps, que tout le plexus a été envahi primitivement. Et pourquoi alors cette irrégularité dans les lésions? Pourquoi l'altération n'est-elle pas uniforme? Pourquoi trouve-t-on le petit doigt, l'index et le pouce, plus atteints que le médius et l'annulaire? Quelle serait la raison anatomique de cette bizarrerie. Nous ne pouvons évidemment l'entrevoir. Le zona a un siége déterminé par la distribution anatomique du nerf, mais ici rien de semblable.

Un autre argument qui n'a pas moins de valeur, est l'absence d'altération musculaire. Tous les muscles, avons-nous dit, sont conservés intégralement. L'éminence thénar et hypothénar est intacte, et l'examen soit à l'état frais, soit après durcissement dans l'acide picrique, n'a révélé aucune altération appréciable. Entrevoit-on la conséquence de cet argument? Comment supposer qu'une altération nerveuse quelconque ira retentir sur la peau, les os et les articulations, par exemple, sans toucher aux muscles! Nous ne pouvons l'admettre.

Rejetterons-nous, pour ces raisons, les troubles trophiques dans la sclérodermie? Pas le moins du monde, et sans nous départir de la logique, nous pourrons bien admettre que les extrémités périphériques des nerfs, atteintes, comme nous avons pu nous en convaincre, sur nos coupes totales du petit doigt gauche, par la sclérose cutanée et sous-cutanée, seront capables de déterminer des bulles, des vésicules, des ulcérations même, et d'autres troubles trophiques; mais ces troubles trophiques seront alors secondaires, et le fait de l'altération consécutive, soit de la gaîne des nerfs cutanés, soit des tubes nerveux eux-mêmes.

C'est de cette façon aussi que nous expliquerons les douleurs que ressentent parfois les malades, douleurs localisées ou qui remontent quelquefois le long du bras, qui s'exaspèrent à certains moments. C'est avec ces lésions nerveuses périphériques, que nous expliquerons aussi ces sensations de froid, de fourmillements, d'onglée, ces divers troubles même de la calorification, ces troubles vaso-moteurs, sans qu'il soit nécessaire d'invoquer une altération du grand sympathique, ou une altération de la moelle, comme point de départ.

Mais alors quelle cause invoquer? le froid, le rhumatisme, l'arthritisme, ou d'autres encore. Ces raisons ont été mises en avant et développées avec talent par leurs auteurs; elles manquent toutes de preuves suffisantes. Nous dirons, cependant, pour ce qui nous concerne, que c'est le froid ou la diathèse rhumatismale, qui ont été notés le plus souvent dans les observations publiées jusqu'alors. Dans notre cas de la Pitié, 1872, la malade a présenté, à plusieurs reprises, sous nos yeux, diverses poussées aiguës, principalement localisées aux petites jointures. A voir les désordres profonds articulaires qu'on rencontre en pareil cas, nous ne serions pas éloigné de croire à cette cause : l'influence rhumatismale qui porterait son action sur la peau, le tissu cellulaire, et retentirait peut-être, en même temps, et avant que le phénomène de la propagation ait pu se produire de la superficie à la profondeur, sur les diverses petites articulations. Il y aurait, dans ce cas, une double influence primitive de cette cause sur la peau et les articulations. Nous donnons cette hypothèse sous toutes réserves, et sans préjudice de la propagation de l'inflammation aux parties profondes que nous avons cru pouvoir soutenir.

Pouvons-nous, en terminant, conclure à l'identité de la sclérodermie et de la trophonévrose? M. Hallopeau a esssayé de le faire, et a même émis l'hypothèse que ces deux affections pourraient bien être sous la dépendance d'une altération du grand sympathique. Notre fait va à l'encontre d'une lésion nerveuse primitive; la moelle, les nerfs et les muscles ont été trouvés sains, mais pour la trophonévrose nous manquons d'autopsie. Tout ce qu'on peut dire, et je m'appuierai sur le fait d'Emminghaüs, qui a vu coexister une trophonévrose avec une plaque sclérodermique à la cuisse, et à la jambe du même côté, sur le fait de mon ami Lépine, dont nous avons rapporté l'observation, et sur l'apparence extérieure de lésions semblables de la peau et des os, c'est que ces deux affections pourraient bien être en effet sœurs, mais sœurs par des lésions locales primitives, et non par des troubles centraux dont elles ne seraient que la manifestation. C'est du reste la théorie émise dans la thèse de M. Lande qui semble, il est vrai, avoir été combattue assez victorieusement par M. Frémy. Mais, en l'absence d'autopsies, on ne peut que réserver la question.

CONCLUSIONS.

Nous nous résumerons ici en quelques mots et dirons que :

1° D'après l'étude de notre fait, il semble ressortir que la sclérodermie est constituée primitivement par une inflammation chronique de la peau et du tissu cellulaire sous-cutané, qui peut s'étendre en profondeur, gagner les os et les articulations, et amener secondairement, par lésion anatomique constatable, comme dans notre cas, de filets nerveux périphériques, quelques troubles trophiques, mais des troubles trophiques sans grande importance, et qui n'occupent que le second rang.

2° Que rien ne nous autorise à en faire un trouble trophique primitif, la moelle, les nerfs et les muscles ne nous ayant offert aucune altération constatable.

Paris. A. PARENT, imprimeur de la Faculté de Médecine, rue Mr-le-Prince, 31.

Clinique médicale, par le Dr Noël GUENEAU DE MUSSY, médecin de l'Hôtel-Dieu, membre de l'Académie de médecine. Tome 1er, 1 vol. in-8   12 fr.
     Le tome 2e paraîtra très-prochainement.

Leçons sur la syphilis étudiée plus particulièrement chez la femme, par le Dr ALFRED FOURNIER, médecin de l'hôpital de Lourcine, professeur agrégé à la Faculté de médecine de Paris, 1 fort volume in-8, avec tracés sphymographiques ; le vol. cartonné.   16 fr.

Leçons sur les maladies du système nerveux, faites à la Salpêtrière par le Dr CHARCOT, professeur à la Faculté de médecine de Paris, recueillies et publiées par Dr BOURNEVILLE. 1 vol. in-8, avec 25 figures dans le texte et 8 planches en chromolithographie ; le vol. cart.   10 fr.

Traité pratique des maladies du cœur, par FRIEDREICH. Ouvrage traduit de l'allemand par les Drs LORBER et DOYON. 1 v. in-8 cart.   10 fr.

Thérapeutique des maladies de l'appareil urinaire, par les Drs MALLEZ et DELFECH. 1 vol. in-8 cartonné.   8 fr. 50

Traitement préservatif et curatif des sédiments, de la gravelle, de la pierre urinaires et de maladies diverses dépendant de la diathèse urique, par le Dr A. MERCIER. 1 vol. in-12 avec fig. intercalées dans le texte. Cartonné.   8 fr

La pleurésie purulente et son traitement, par le Dr MOUTARD-MARTIN médecin de l'hôpital Beaujon. 1 vol. in-8.   4 fr.

De l'embaumement chez les anciens et chez les modernes, et des conservations pour l'étude de l'anatomie, par le Dr SUCQUET. 1. vol. in-8   5 fr.

Alimentation du cerveau et des nerfs, par le Dr TAMIN-DESPALLES. 1 vol in-8. avec 3 planches.   7 fr.

Physiologie du système nerveux cérébro-spinal, d'après l'analyse physiologique des mouvements de la vie, par le docteur E. FOURNIÉ, médecin adjoint à l'Institut des sourds-muets. 1 fort volume in-8, cart. en toile.   12 fr.

Recherches expérimentales sur le fonctionnement du cerveau, par le docteur E. FOURNIÉ, etc. 1 vol in-8, avec 4 planches coloriées   4 fr.

Leçons sur le strabisme, les paralysies oculaires, le nystagmus, le blépharospasme, professées par F. PANAS, chirurgien de l'hôpital Lariboisière, professeur agrégé à la Faculté de médecine de Paris, chargé du cours complémentaire d'ophthalmologie, etc., rédigées et publiées par G. LOREY, interne des hôpitaux ; revues par le professeur. 1 vol. in-8, avec 10 figures dans le texte.   5 fr.

Traité de médecine légale et de jurisprudence médicale, par le Dr LEGRAND DU SAULLE, médecin de l'Hôpital de Bicêtre (service des aliénés), médecin expert près les tribunaux, etc. 1 fort volume in-8.   18 fr.

Traité pratique des maladies des reins, par S. ROSENSTEIN, professeur de clinique médicale à Grœningue, traduit de l'allemand par les Drs BOTTENTUIT et LABADIE-LAGRAVE. 1 vol. in-8.   10 fr.
Cartonné.   11 fr.

Paris. — A. PARENT, imprimeur de la Faculté de médecine, rue Monsieur-le-Prince, 29 et 31.

www.ingramcontent.com/pod-product-compliance
Ingram Content Group UK Ltd.
Pitfield, Milton Keynes, MK11 3LW, UK
UKHW020936120726
13693UKWH00003B/1367